精神科医療の未来を見据えて

寺田悦子
Terada Etsuko

幻冬舎MC

精神科医療の未来を見据えて

はじめに

日本の精神科医療は入院日数の長さや身体拘束の多さなどが、長らく国際社会から批判されてきました。

「令和元（2019）年医療施設（動態）調査・病院報告の概況」によると、日本の精神病床における平均在院日数は2019年時点で265・8日となっています。同年の諸外国の平均在院日数は先進国・中進国が加盟するOECD（経済協力開発機構）の統計を見るとドイツが26・5日、カナダが21・5日、オーストラリアが14・3日となっており、いずれも日本と比べてはるかに短いです。

加えて日本の精神科病院には、職員による患者への暴行や虐待が当たり前のように行われていた過去があり、1983年には患者が職員から暴行を受け死亡した事件が起こって国内外から強い批判を浴びました。その事件をきっかけに1988年に精神保健法が施行され、患者の人権擁護や社会復帰が推進されるようになりましたが、今でもしばしば、精神科病院での暴行・虐待事件が報道されています。

私は1972年に看護学校を卒業し、国立病院の整形外科で勤務したのち1975年に精神科病院の閉鎖病棟の看護師として働き始めました。そこで目の当たりにしたのは、患者が人権を無視された扱いを受ける様子でした。

閉鎖病棟では、患者は私物の所有をいっさい許されず、食事や着る物を自由に選ぶこともできません。なかにはきちんとした病室ではなく、畳の上に布団を並べただけの部屋で大勢の患者が雑魚寝をさせられるケースもありました。私は悲惨な環境を改善したいという強い思いを抱き、閉鎖病棟を少しでも開放するために、患者を病院の外に連れ出したり私物を持ち込めるようにしたりといった取り組みを始めました。

精神保健法が施行されてからも、法律で患者の社会復帰の推進を掲げたにもかかわらず、当時は精神疾患を抱える人を支援する地域体制が整っていませんでした。支援の体制や受け皿となる施設がなければ、患者はせっかく病院を退院できても、自分らしさを実現し、生活の場である地域で安心して暮らすことができません。

精神科医療を改革するためには閉鎖病棟を開放するだけでなく、地域での患者の居場所をつくることも必要だ——そう考えた私は病院を退職し、地域で患者支援の活動を始めることを決意します。そして仲間のソーシャルワーカーたちとともに開設したのが、精神疾患を抱える人のための作業所です。初めは小さな施設でしたが、徐々に利用者が増え規模も拡大し、最終的には社会福祉法人格を取得することになりました。

しかし福祉を充実させても、患者が安心して暮らせる地域をつくるには不十分でした。精神科医療につなぐ地域体制が整っておらず、急な容体悪化などに対する患者の不安を拭うことができなかったからです。

そこで私は、医療と福祉をつないで双方から患者を支援できる仕組みをつくろうと考え、2005年に精神科訪問看護ステーションを開設しました。ステーションでは「その人らしい豊かで多様な生活を応援します」という理念を掲げ、地域の患者のニーズに合わせてさまざまな活動を行ってきました。多職種からなるチームによる患者の在宅生活支援や、精神疾患のある親とその子どもをともに支えるＰＣＧ事業などです。それらの活動では医療と福祉の連携体制のもと、患者の状況や希望を把握したうえでその人に最適なサービスを提供し、地域での生活をサポートしています。

本書では、半世紀近くにわたり、微力ながらも精神科医療の改革を目指し突き進んできた私の軌跡を描いています。患者本位の精神科医療とはどのようなものか——医療・介護関係者や精神科医療に興味をもつ人が、私の人生からそのヒントを得てくれれば、これほどうれしいことはありません。

目次

第1章

病院勤務で目の当たりにした精神科の実態 地域に患者の居場所をつくるため、福祉作業所開設を決意

第2章 医療だけ・福祉だけでは不十分 福祉作業所で痛感した、地域における精神科の課題

第3章

全国に先駆け精神科訪問看護ステーションを開設 病院と地域をつなぐため手探りでスタートした悪戦苦闘の日々

第4章

ＡＣＴの取り組み、行政との連携、ピアサポーターの雇用……すべては「その人らしい生活」を支援するために

第5章

根強く残る精神科病院の問題
訪問看護で患者の明るい未来をつくる

序章

長期入院、患者の使役、身体拘束——日本の精神科病院が抱える闇

精神科の入院日数は一般病床の約17倍

精神科病院と聞くと清潔な病棟で医師や看護師からケアを受けながら精神療法、薬物療法、疾患教育あるいは作業療法などによって心の病気を治療する場所と思う人が多いと思います。そうしたイメージは、当たっている部分もあれば当たっていない部分もあります。精神科病院で精神療法、薬物療法や作業療法が実施されているのはそのとおりですが、日本の精神科病院は、長期入院という世界的に見て特殊な性質をもっています。

厚生労働省の「令和元（2019）年医療施設（動態）調査・病院報告の概況」によれば、日本の精神病床の平均在院日数は2019年時点で265・8日となっています。同じ時期の一般病床の平均在院日数の16日に対して、精神科病床は約17倍の日数です。

この数字を見て、精神科の治療には長い時間がかかるから仕方ないのではないかと考えるのは誤りです。なぜなら同じ精神科の入院であっても、諸外国の平均在院日数を見ると2014年時点でフランスが5・8日、ベルギーは10・1日、イタリアが13・9日、ドイツが24・2日となっており、いずれも日本と比べてはるかに短いからです（厚生労働省「最近の精神保健医療福祉施策の動向について」）。

ベッド数も約34万床で世界トップクラス

日本は精神科のベッド数も約34万床で世界トップクラスです。精神科以外も加えた全病床数約168万床のうち約2割を精神科のベッドが占めているのが現状です（厚生労働省「最近の精神保健医療福祉施策の動向について」）。

患者本人の意思・同意に基づかない強制入院が全体の約半数を占めているのも特徴です。精神科の入院には本人に入院する意思がある任意入院と、本人に入院の意思がなくても家族や市町村長の同意によって入院となる医療保護入院、2人以上の精神保健指定医の診察と都道府県知事の権限によって入院させられる措置入院などの種類があります。このうち本人の意思で入院する任意入院の数は年々減少していて、反対に強制入院である医療保護入院は年々増加しています。今では任意入院と医療保護入院の割合は約半分ずつで、全体の半数近くが強制入院という世界でも異様な状況です（国立精神・神経医療研究センター「精神保健医療福祉に関する資料　630調査」令和3年度）。

年々増加する身体拘束件数

さらに日本の精神科医療では患者の手足などをベッドに縛りつける身体拘束の問題もあります。身体拘束の方法で多いのは拘束具を使っての5点拘束や6点拘束などです。5点拘束は両手両足と胴を固定する方法で、さらに肩や胸も拘束するのが6点拘束で、患者はベッドの上でほとんど身動きすることはできません。

精神保健及び精神障害者福祉に関する法律や国の基本的な考え方は、対象となる患者の身体拘束を極めて限られた条件でのみにやむを得ず認めるというスタンスです。

身体拘束については同法第三十七条第一項の規定に基づき厚生労働大臣が定める基準で「代替方法が見出されるまでの間のやむを得ない処置として行われる行動の制限であり、できる限り早期に他の方法に切り替えるよう努めなければならない」とし、さらに「身体拘束は、当該患者の生命を保護すること及び重大な身体損傷を防ぐことに重点を置いた行動の制限であり、制裁や懲罰あるいは見せしめのために行われるようなことは厳にあってはならない」と明記しています。

拘束の対象となる患者についても、自殺企図または自傷行為が著しく切迫している場合や多動・不穏が顕著である場合、そのまま放置すれば患者の生命にまで危険が及ぶ恐れがある場合などに限る、と基準では認める対象も狭い範囲に想定しています。

身体拘束は患者本人にとっては、人としての尊厳を大きく損なわれたと感じさせる行為であり、基本的人権の侵害に直結しますので、基準が定めるようにあくまでやむを得ないときに限定して認められる以外は安易に実施されるべきではありません。拘束されると患者はトイレにすら行くことができないため、おむつをつけて過ごすことを余儀なくされるなど精神的な苦痛も伴います。医療従事者によるこうした扱いは患者の医療に対するトラウマとなって精神科医療に対する不信感にもつながり、その後の治療に支障が出ることも考えられます。

しかし、実際の病院では身体拘束の実施件数は年々増加傾向にあり、近年では精神科だけではなく介護施設や一般病院でさえも高齢者を身体拘束する事例が急増していることが厚生労働省の調査で判明し、2018年6月に厚生労働省は「障害者福祉施設等における障害者虐待の防止と対応の手引き」（施設・事業所従事者向けマニュアル）をまとめ、身体拘束は原則として廃止し、やむを得ず実施する場合の留意点を明示しました。さらに2022年には障害者虐待防止の観点から「障害者虐待防止及び身体拘束等の適正化に向けた体制整備等の取組事例集」をまとめています。

日本ではニュージーランドの約2000倍も身体拘束が行われている

身体拘束が実際に増えている理由として、医療や看護スタッフの要員が少ないことを挙げる医療機関が多いということが厚生労働省の調査などでも明らかになっています。

確かに、限られたマンパワーで患者を自傷行為などから守るために、状況によってはどうしてもある程度の拘束が必要になることはあり得ます。しかし日本の精神科医療では年間1万人以上の患者が身体拘束を受けていて、その人数は10年間で2倍に増えました。また身体拘束と同様に、日本では患者がほかの患者と接することがないようにする、隔離もしばしば行われています。身体拘束される人と同数程度の人が隔離されているため、合わせて2万人以上が隔離または身体拘束によって尊厳を奪われているのが現状なのです。

日本の身体拘束の多さは、世界的に見ても突出しています。厚生労働省の精神保健福祉資料を基にした研究によれば、日本では1日あたり、人口100万人あたり約100人に身体拘束が行われています。これに対して諸外国では人口100万人あたりの身体拘束の人数は1人以下で、オーストラリアは人口100万人あたり0・17人、アメリカは0・37人、ニュージーランドは0・03人（15〜64歳）です。日本は20〜64歳の年齢層では62・3人で、対象年齢に若干の違いはあるものの、最も差が大きかった日本とニュージーランドでは拘束率の差が2000倍以上ありました。

また身体拘束により肺血栓塞栓症（エコノミークラス症候群）のリスクが高まることも問題とされています。肺血栓塞栓症とは、長時間身体を動かさないことによって血流が悪くなり、血の塊（血栓）ができることによって起こる病気です。血栓が血流に乗って肺にたどり着き、肺塞栓などを引き起こすと命の危険にもつながります。飛行機のエコノミークラスなどの狭い場所に長時間座っていると起こることがあるため、エコノミークラス症候群とも呼ばれています。

精神科における人権問題で国連が日本を調査

身体拘束中はベッドの上で動くことができない状態が続くため、肺血栓塞栓症のリスクが高まることが指摘されていました。実際に精神科病院へ入院して身体拘束を受けたあとに亡くなった事例として、これまでいくつかの事例が報道されたり裁判になったりしています。

例えば2020年に名古屋高等裁判所金沢支部が下した判決では、身体拘束後に肺血栓塞栓症によって患者が亡くなったことに対して患者側の逆転勝訴が確定し、病院側が患者に約3500万円の損害賠償を支払うことになりました。また、2017年にはニュージーランド人の英語教師が、日本の精神科病院に入院して身体拘束を受けたあとに死亡しました。この件では身体拘束が広く行われている日本の精神科医療の実態について、海外メディアでも取り上げられることとなったのです。

一方で病気の患者や家族にとって病院を相手取った訴訟は非常に労力が大きく、なかなか訴訟までたどり着かない人も少なくありません。報道される精神科病院に関する訴訟などは、氷山の一角と考えられます。

またこうした状況を受けて国際連合の障害者権利委員会は、日本の精神科医療の現状について、障害があってもなくても一人ひとりの尊厳が大切にされる世界を目指す障害者権利条約に沿った社会が実現されているかどうか調査を実施し、特に強制入院について障害に基づく差別であると批判し、自由を奪っている法律の廃止も勧告したのです。

国連委員会の調査では初めての対面調査も実施されました。日本は精神科病床の多さも入院日数の長さも世界でトップクラスという状況下で、精神疾患のある人たちが差別されることなく人権を守られながら過ごせているのかどうかについて、スイスのジュネーブで開かれた会議で国連の委員から質問が集中しました。これに対して厚生労働省の担当者は、多職種チームによる在宅支援やピアサポーター（障害のある当事者）による支援などを挙げて、日本の精神科医療の現状を説明したものの、議論が噛み合わない場面も多く、日本から傍聴した障害者やその家族からは失笑も漏れていました。国連による審査は、日本の精神科医療の特殊性を改めて浮き彫りにしました。

このような状況を改善しようと日本精神神経学会が「精神科救急・急性期医療における身体的拘束に関する基本認識」を取りまとめるなど、現状の改善に向けた取り組みも始まっています。その一方で諸外国に比べて日本は人口あたりの精神科医師数や看護師数が少なく、マンパワーの不足のため現場の努力だけで状況を改善するのは難しいという課題も根強く存在します。

少ない医師・看護師数を容認する「精神科特例」とは？

身体拘束が多い背景として、精神科医や病棟に配置する看護師の人数が少ないそもそもの理由には、精神科特例と呼ばれる仕組みが大きく影響しています。精神科特例とは1958年に発出された、精神科はほかの診療科に比べて医師や看護師などの医療従事者の配置を少なくしてもいいという、国が定めたルールのことです。医療の質を一定水準に保つため、医療機関などに関しては患者何人に対して医師を何人、看護師を何人配置するといった配置基準が国によって決められています。

精神科以外の一般病床では患者16人に対して医師1人、患者3人に対して看護師1人、患者70人に対して薬剤師1人という配置基準があります。これに対して精神科病床では患者48人に対して医師が1人、患者4人に対して看護師1人、患者150人に対して薬剤師1人という配置基準になっているのです。つまり精神科病床は一般病床に比べて医師数は3分の1、看護師数は4分の3、薬剤師数は半分以下で構わないとなっているわけです。なお2000年の医療法改正により、この配置基準は法的には特例ではなく本則になりました。

この人員配置基準は、療養病床と同じ基準です。療養病床とは、主に慢性期の患者が長期にわたって療養するための病床です。長期療養を前提とした療養病床では、急性期の医療のような高度な治療は想定されていないため、一般病床よりも少ない人員配置となっています。一方で精神科病床は手術などの医療対応こそありませんが、心の病気という非常に専門性の高い領域を扱う病床です。本来ならば、療養病床と同じような少ない人員配置で対応できるような病床ではありません。これは日本の精神科医療に長く蔓延《はびこ》っていた、どのような患者でもとにかく収容するという姿勢のなごりでもあります。

なお、このように精神科病床では医師数や看護師数が少なくてもいいというルールができた理由は、戦後の病床不足の時期にまでさかのぼります。戦後、戦火による病床の消失や経営難などで入院を必要とする人に対して圧倒的に病床が少なく、必要な人が必要なときに入院できないという状況が続きました。一方で、欧米の精神衛生の考えが広く取り入れられ、精神衛生法が1950年に制定されるなど、それ以前に比べて精神科病院のニーズが急速に高まっていたのです。そのため政府は補助金を交付するなどして精神科病床を増やす施策を取り、各地に民間の精神科病院を増やしていったのですが、急速な施設数の増加に人員確保が追いつかず、医師数や看護師数が少なくても病床を開設できるようにしました。そしてこの精神科特例が現在まで続いていることから、精神科病床は一般病床に比べて圧倒的に少ない医師数や看護師数のまま運営が行われているのが現状です。そのため少ない人数で、暴れたり医師や看護師に攻撃的になったりする患者に対応するために、精神科病床では諸外国と比べて非常に多くの身体拘束や隔離が行われてしまっているという背景があるのです。

このようにほかの病床よりも少ない医師や看護師で、病気の症状によって時には暴れたり暴力的になったりする患者を鎮静させながら専門的な治療を提供することは簡単なことではありません。また閉鎖病棟という患者が自由に出入りできない閉鎖空間で長期にわたって入院治療が行われるなかで、時には医療とはかけ離れた行為がされてきて問題になることもありました。

精神科病院における虐待問題で刑事事件に発展

精神科病床ではその歴史を通して、何度か人権を無視したり時には虐待にまで発展したりしてしまった事件が起きてきました。例えば２０２０年、兵庫県神戸市の病院で看護師などが患者に対して集団で暴行や虐待を行っていたことが発覚し、刑事事件になりました。この事件では複数の看護師が、統合失調症や認知症などの人が入院する病棟の患者に対して１年以上にわたって暴行や虐待を繰り返していたことが明らかになりました。事件の発覚後、該当する病院に勤務していた看護師や看護助手が逮捕され、それぞれ執行猶予付き判決や実刑判決などを受けて刑が確定しています。

この事件は極めて悪質で規模が大きく、報道でも大きく取り上げられました。第三者委員会による報告書によれば、この病院では1年以上にわたって患者に対する身体的・心理的な虐待が繰り返されていました。例えば患者に暴言を吐く、怒鳴る、叩く、靴やスリッパを投げつけるなどの暴力行為をしたほか、持ち物を隠したり患者の胃に入れたチューブを留めるテープに落書きをしたりする嫌がらせ、さらに悪質なものでは、冬場でもお湯でなく水で患者の身体を洗ったり、陰茎を露出させるなどの性的虐待をしたりなど、言葉を失うような行動がいくつも記されています。またこれらの動画を携帯電話で撮影して、待ち受け画面に設定するなどの行為もあったとされています。

また暴行や虐待まで至らなくても、この病院では医師の指示によらずに看護師などの判断で、ドアにガムテープを貼ることによって患者を隔離していたり、同じく医師の指示によらずに看護師などの判断で簡易拘束と呼ばれる拘束を行っていたりしたことなども報告書には記されています。この病院では転倒防止などのために車椅子のベルトなどで拘束することを簡易拘束と呼んでいて、現場の看護師は医師の判断がないなかで拘束することの違法性を認識しないで、こうした行為をしていることも分かったのです。

さらにこの暴行事件は、暴行に関係していたこの病院の職員が、病院とはまったく関係ない別の事件で逮捕されたのをきっかけに発覚したものです。報道によれば、別件で逮捕された職員の携帯電話から院内で行われた暴行や虐待の動画などが発見され、それがきっかけで病院内での事件の発覚につながったとされています。つまり内部告発のようなもので事件が明るみに出たのではなく、もしも職員が別件で逮捕されていなければ、その後もさらに病院内での暴行や虐待が続いていた可能性もゼロではなかったかもしれないのです。

この事件は極めて悪質な事件ですが、過去にも精神科病院で残虐な事件が起こったことは少なくはないのです。精神科病院での医療従事者による患者の虐待事件としては、古くは1980年代に栃木県の病院で看護職員による暴行で患者が死亡する事件（宇都宮病院事件）が起こり、世間を騒がせました。このときも精神科病院の閉鎖性などからすぐに事件は明らかにならず、年をまたいで大手新聞社が報道したことによって世に知られるようになったのです。このように歴史的に見ても精神科病院内の事件などは、病棟自体が極めて閉鎖的な空間のため明らかになりにくいという性質があります。

地域に受け入れ体制がないから長期入院せざるを得ない

一方で精神科病院がこのように閉鎖的でさまざまな課題を抱えているにもかかわらず、どうして入院患者が減らないのかといえば、それは私たちが暮らす社会にも問題があります。精神疾患のある人たちが病院を出て地域で暮らそうとしても、地域には彼らを受け入れる受け皿がありません。今でこそ地域には精神科クリニックがあって精神疾患のある人に対応した訪問看護ステーションもありますが、約40年前にはこうした医療資源は何ひとつありませんでした。そのため患者が退院して地域で病院にかかりたいと思っても診てくれる精神科の医者はおらず、定期的に自宅を訪問して体調を管理してくれる訪問看護師もいなかったのです。

それだけではありません。一般論ですが、地域で暮らす人たちのなかにはまだまだ精神疾患のある人に対する根深い偏見があります。私が関わってきた範囲では、精神疾患のある人は穏やかな人が多いのですが、病気のせいで妄想や幻聴が起こると不安感から暴力的になってしまうこともあります。そのため地域住民から誤解されて、地域に居場所がなくなってしまうことがあるのです。このように地域に十分な受け皿がないせいで、精神疾患のある人たちが病院以外に行き場がなく、閉鎖的で時として尊厳を奪われるようなことがあるとしても入院せざるを得ないという状況が長く続いていたのです。

今、精神疾患にも対応した地域包括ケアシステムの構築が叫ばれるなど、時代は少しずつ変わりつつあります。その一方で、日本の精神科医療がどこまで生まれ変わることができるかは、地域がどれほど患者を受け入れるかにかかっていると考えることもできます。

精神科病院に入院する患者の多くは、統合失調症などの病気を患っています。統合失調症とは脳の働きに不調が起こることで幻聴や妄想などが起こる病気ですが、まだはっきりと原因は分かっていません。厚生労働省によれば統合失調症の患者は日本に約80万人いるとされていて、世界各国で見ると生涯のうちに統合失調症を発症する人は100人に1人といわれています。そのため決して特別な病気ではありませんし、誰もが当事者になる可能性があるのです。

精神科医療の大きな課題の一つは、地域と分断されていて福祉と医療がつながっていないことにあります。私は半世紀近い年月を精神科領域で過ごしてきて、このことを日々痛感しています。精神科領域が地域とつながり、開かれた医療を展開するためには、まずは精神科医療の現状を一人でも多くの人に知ってもらう必要があるのです。

第1章

病院勤務で目の当たりにした精神科の実態
地域に患者の居場所をつくるため、
福祉作業所開設を決意

学生運動盛んな時代に看護学校へ入学

私は学生運動が盛んな1960〜1970年代にかけて学生時代を過ごしました。まだ女性が4年制大学に進学すること自体が珍しい時代で、自立するには教師か看護師くらいしか選択肢もありませんでした。

私は自立した女性になりたいと思っていたことと、高校時代に関わっていた生徒会の先輩から影響を受けたことが理由で看護師を目指すようになりました。本音では4年制大学へ進学したいという希望もありましたが、運送業を営んでいた父親が早くに亡くなったため、私よりもずっと優秀だった姉でさえ大学進学を諦めたことを知っていたので、家族に金銭的な負担をかけたくないと考えて看護学校を選んだのです。

卒業後は埼玉県にある国立病院附属の看護学校へ入学しました。国立なので学費の負担はほとんどなく、卒業後に一定期間お世話になった病院に勤める、お礼奉公のようなものもありませんでした。ただ、万が一戦争などの有事が起こった際には、まず初めに日本赤十字社の看護学生が召集されて、次に召集されるのは国立系の看護学生だと入学時に説明されたように記憶しています。

看護学校には東北や九州など全国から学生が集まっていて、私は学友たちとともに寮生活を送りました。看護という同じ道を目指す同年代の学生が集まっているので毎晩、いろいろな話で盛り上がりました。よく話題に出たのは今でいうジェンダーギャップです。なぜ看護師は女性で医師は男性なのか、どうして自分たちは医学部に入ることができないのかなどさまざまな議論を交わしたのは良い思い出です。

病棟実習後に寮で突然死した同級生の衝撃

このような学生生活を過ごすなかで、あるとき大きな事件が起こりました。同級生が不慮の事故で亡くなってしまったのです。おそらく夜勤実習から帰ってきた同級生が疲労のあまり風呂場でふらついて倒れてしまったのだと思いますが、たまたま風呂の湯が非常に熱くて火傷してしまい、それがもとで亡くなってしまいました。昨日まで一緒に授業を受けて実習をして、寝食をともにしていた友人が亡くなってしまうというのは非常に大きな衝撃でした。

このことをきっかけに私たちは看護学生の処遇改善を病院長に申し出て、亡くなった同級生のニックネームを冠して「第2のハマを出すな」と強く抗議をする事態になりました。ビラを作ったり要望事項をまとめたりいろいろな活動をしましたが、このときの活動ではこの病院に組合があるにはあったものの、労働者を守る力量がないことが分かりました。そこで私を含む同級生の多くが病院にきちんとした組合をつくるために、卒業後もこの病院へ残って看護師として働くことを決めたのです。

入職後は仲間たちと一緒に組合づくりをはじめとしてさまざまな改革活動をしました。例えば看護助手の待遇改善などをはじめとする病院内のヒエラルキーの解消といったことです。当時は看護師と看護助手とでは給与だけではなく休日の日数まで違うなど、極めて不合理な制度がたくさんありました。このような不合理な制度に対して団体交渉をしたりストライキをしたりして、実際にいくつものルールを改善することもできました。

しかし国立病院の職員で公務員だったことからストライキは29分までと決まっているの

に対して、私たちは若気の至りで反発して無期限ストライキを企てて医療従事者の労働組合のトップから止められるなど、活動が頓挫することもありました。そうしていくつかの挑戦や失敗を経てやがて改善運動に参加する仲間たちも減っていき、私も3年ほどでその病院を離れることになったのです。

医師と対等に議論する看護師を見て精神科に憧れる

退職後はいくつかの病院や診療所で働いてきましたが、あるとき国立病院にいた頃に知り合った精神科の医師から精神科の民間病院で働くことを誘われました。当時の精神科病院では、治療目的よりもむしろ懲罰目的で電気ショックが行われるなど、人権を無視した医療が蔓延していました。同時に精神科病院におけるさまざまな不祥事が明らかになってきた時代でもあり、一部の心ある医療従事者や学生運動を経験した医療従事者などを中心に、精神科病院を変えていこうという気運が高まりつつある時代だったのです。

実は私はもともと精神科に興味をもっていました。なぜなら実習生時代に精神科で看護師がたばこをふかしながら、医師と対等に議論をする様子を見て強い憧れを抱いたからです。そのため精神科病院への就職を考えたこともあったのですが、同級生が突然亡くなる事件によってそのまま国立病院に残ることになって、精神科へ入職することは叶いませんでした。

当時は精神科病院というのは精神科のみの単科病院だけで、総合病院に精神科はほとんどありませんでした。私が入職した病院は国立の総合病院だったので精神科はなく、精神科で働くことはできませんでした。そのため私は看護師としてのスタート時は、整形外科に配属されて働いていたのです。なお当時は精神科病院に対して一般の人も医療従事者もあまり良いイメージをもっていなかった時代で、精神科病院の名前を挙げて恐ろしさを表すフレーズがあったほどです。

私を誘った医師も、やはり精神科病院を改革していこうという志をもっていました。精神科病院にも国公立病院と民間病院がありますが、特に民間病院では病院長の一存でさまざまなことが決まってしまうため、患者の人権が守られないことがありました。また、戦後の精神科病院不足の時代に政策誘導的に病院開設が促されたため、精神科病院の大半が国公立ではなく民間病院でした。

そのため精神科病院を改革するには民間病院から始めなければならないと考える医療従事者も多く、私が誘われたのも民間の精神科病院だったのです。もともと精神科に興味があった私は、知り合いの医師からの誘いに二つ返事で入職を決断しました。

志ある医療従事者が集まり開放病棟を目指す

入職先は精神科病院を変えようという目的のある2世院長が経営する民間病院で、院長のもとに志のある医師や看護師が集まってきていました。私たちがここで目指したのは開放病棟をつくることです。開放病棟とは文字どおり開放された、鍵のかかっていない病棟を意味します。一般に精神科病棟は鍵のかかった分厚い扉に閉ざされていて、患者は自由に出入りすることができません。このように患者を閉じ込めておくような医療を見直すことが、私たちが目指した精神科医療のあり方でした。

私が入職した精神科病院は院長自らが精神科医療を変えていかなければならないと考え

るくらいですから、精神科病院のなかでは先進的な、良識ある医療を心掛けている病院でした。それでも、他科から来た私にとっては非常に衝撃的なことが山ほどあったのです。例えば閉鎖病棟で働く看護助手には、元警察官の人が多くいました。彼らは医療のためにいるというよりも、患者が暴れたときに押さえつけたり拘束したり、力でいうことを聞かせる役割を果たす人たちでした。彼らのなかには患者に向かって「うるさい」「黙れ！」など乱暴な口をきく人も少なくありませんでした。また暴言まではいかなくても、看護師のなかにも患者に対して差別的な発言をする人がいたのも残念ながら事実です。

私物の所有がいっさい禁止されているのにも驚きました。患者は入院する際にすべての持ち物を病院に預けて、必要な物があればその都度、医師や看護師に許可を取ってから渡してもらわなければなりませんでした。

暴言や電気ショック、数十年単位の長期入院が蔓延する精神科病院

入院患者の多くが信じられないほど長期に入院しているのも、ほかの診療科では考えら

れないことでした。私が入職した病院は比較的新しかったので精神科病院としてはそれほど長期ではありませんでしたが、それでも約10年間も入院している人は珍しくありませんでした。もっと歴史のある病院では数十年単位で入院している患者が多くいるという話も聞きました。

また私の病院ではありませんでしたが、不要と思える電気ショックを行っている病院もあると聞きました。精神科では治療の一環として電気療法を行うことがありますが、当然のことながら麻酔をかけたうえで実施します。しかし一部の施設では麻酔をしないで電気ショックを行うなど、治療ではなく懲罰を目的に行っているのではないかと疑うような話も聞きました。

こうした精神科病院の現状に対して、私たちは開放病棟を目指してさまざまな改革を行ってきました。取り組んだことはたくさんありますが、例えばロッカーを設置して私物の持ち込みを可能にしました。病棟に鍵付きのロッカーを設置して、患者が自分の持ち物を自分で管理できるように配慮したのです。また、患者を積極的に外に連れ出すこともしました。患者は何年も、時には何十年も病院で生活しているので、一般社会での過ごし方が分かりません。それこそ店で買い物をする方法からバスに乗る方法、レストランで注文する方法などを学ぶ機会を奪われてしまったのです。

トイレットペーパーを持参して喫茶店に入った患者の思い出

当時の様子を表すエピソードに、喫茶店での出来事があります。患者数人を連れて喫茶店に入ったときのことでした。患者がトイレに行こうとしておもむろにカバンからトイレットペーパーを出し、それを小脇に抱えて席を立ったのです。私は慌てて患者に、病院の外ではトイレットペーパーはトイレに備え付けているものであり、自分のペーパーを持参する必要はないことを説明しなければなりませんでした。

実は精神科病院ではトイレにペーパーは備えられておらず、トイレに行くときは各自で自分のペーパーを持って行く必要がありました。そのためこの患者もいつもどおり、自分のトイレットペーパーを持ってトイレに行こうとしたのです。このように精神科病院では一般には考えられないような習慣がいくつもあり、患者は外の世界の常識に慣れなければなりませんでした。しかし彼らは病気のせいで社会生活が営めないのではありません。そうではなくあまりに長い間、社会から隔絶されていたせいでマナーやルールが分からないだけなのです。このように考えると、いかに長期入院や閉鎖病棟が患者にとって害悪であるかが分かるかと思います。

開放病棟を進めるなかで、一時期何人もの患者が胃潰瘍になってしまったこともありました。これは病棟に初めて自動販売機を設置したためでした。患者たちは自動販売機で飲み物を買った経験がなかったため、珍しさや自由に買い物ができるうれしさから毎日毎日、自動販売機が品切れになるまでコーヒーを買って飲み続けたので、急に胃潰瘍患者が増えてしまったのです。同様に、自分で羊羹を購入したら1本丸ごと一気に食べてしまうような人もいました。病院では甘い物を食べられる機会が極端に少ないため、やはり珍しさから少しずつ食べるということができなかったのだと思います。

このほかにも有名なアーティストを呼んで病院内でコンサートを開いたり、音楽に合わせて病院内で皆が踊ったりすることもありました。また地域の人に精神科病院について理解してもらうために病院主催の盆踊り大会を開催したり、家族の交流会を開いたりすることもありました。

患者を外に連れ出して、自分のお金を持たせて買い物にも行きました。ショッピングモールのようなところで各自、好きな服を買うのです。患者に自由に買い物をさせた結果、次第に病棟に色彩が生まれました。それまで病院から支給された衣服だけを身につけていたので、どうしてもグレーなどばかりになってしまいます。ところが自分で好きな色の洋服を選んで着るようになったので、病棟がどんどんカラフルになっていきました。こうした取り組みに患者は戸惑いつつもとても喜んで、どんどん表情が明るくいきいきとしていきました。

コップの中の嵐によって少しずつ衝突が生まれていった

一般的に精神疾患患者は、穏やかで心が優しい人が多いように私は思っています。この病院で出会った患者ではありませんが、私が地域に出てから知り合った患者は20歳から62歳まで、実に42年間も入院していました。彼にどうして自分が入院しなければならなかったかを尋ねると「私が悪いことをしたのでしょうね」と答えました。このように精神疾患患者は病院で尊厳を奪われて不自由な生活を強いられているにもかかわらず、誰かを恨むのではなく自分自身が悪いためだと考えてしまうのです。私はこうした患者の心の豊かさとそれを踏みにじるかのような人権無視の医療を見聞きするたびに、なんとかしたいという思いを強く感じていました。

旧態依然とした人権無視の医療を行う人たちと、精神科を変えたいと理想に燃える人たちが混在する状態でその病院には5年ほど勤務しました。その間、私たちにできることは可能な限り取り組んで、地域に戻ることができた患者もいました。しかしすべてがうまくいったわけではありません。例えば私たちは患者の権利を第一に考えてさまざまな改革を行ってきましたが、一方で働く側にも労働者としての権利が存在します。そしてしばしば、働く医療従事者の権利と患者の権利は相反します。開放病棟を目指して働く医療従事者たちの間でも、患者の権利を第一に考える人と働く側の権利を大切にする人との間で、次第に衝突が生まれるようになりました。もともとは同じ志をもっていた仲間の間でも、少しずつぶつかり合うことが増えていったのです。

当時のぶつかり合う様子を誰かが「コップの中の嵐」と表現していました。これはまさしくそのとおりで、私たちは小さなコップの中で互いにぶつかり合って嵐を巻き起こし、収拾がつかなくなってしまっていたのでした。そのようななかで私自身も仲間とぶつかり合わなければならないつらさ、組織を変えていくことの難しさを感じ、結果として志半ばで退職することになったのです。

地域に精神科診療所をつくりたい

精神科病院で開放病棟をつくろうという目的は一部実現できたものの、思い描いていたすべてを達成できたわけではないままに挫折感を抱いていた私が向かった先は「地域」でした。当時の精神疾患患者は多くの人が入院治療を受けていて、地域に精神科診療所はほとんどなかったのです。そこで精神科の医師や看護師が中心となり、在宅患者の受け皿となる精神科診療所を地域につくり増やそうという動きがありました。そうした活動をしている人たちに私も誘われて、そこに参加したのです。

海外では精神疾患のある人を病院に閉じ込めるのではなく、地域で支えようという大きな流れができていて、イタリアなど精神科病院自体をすでにほぼ廃止してしまった国もあるほどです。しかし、日本ではまだまだ進んでいないのが現状です。

私たちが開放病棟を目指して精神科病院でさまざまな取り組みを行っているときに強く感じたのは、地域に精神疾患患者の受け皿がないことでした。開放病棟づくりや患者を地域に連れ出すことでリハビリを進め、なかには退院することができた患者もいました。しかし結局地域で精神疾患患者が安心して暮らせるような受け入れ体制がないため、せっかく退院してもすぐにまた病院へ戻ってきてしまうのです。家族がいればなんとかなることもありますが、長期の入院で家族と疎遠になってしまっている人もいますし、退院後に継続して治療してくれる地域の精神科診療所もなかったからだと思います。

こうした状況が問題だと思っていた私はさらなる目標として、地域で精神疾患患者が安心して療養できる環境をつくるために精神科診療所づくりに参画しました。そこで働く医師や看護師も同じような志をもっていて、皆が地域で患者を受け入れる体制をつくるために奮闘していました。

窓から飛び出した患者を全員で追い掛けたことも

診療所には地域の保健師が相談に来ることがよくありました。一般的に保健師が相談してくるケースは、非常に対応が困難なケースが多いと感じています。例えばあるとき保健師が「とても大変なので一緒に来てください」と呼びに来たので、医師や私たちスタッフで保健師に同行して患者宅を訪問したことがありました。

行ってみると美しい着物を着た高齢の女性がなぜだかタンスの上で寝ています。若い頃は非常に美しかったというその女性は今でも当時の面影はあるものの、何カ月も風呂に入っていないとのことで部屋には異臭が漂っていました。私たちが来たことを知ると女性は急に暴れだして、私も髪の毛がちぎれるほど強く引っ張られたかと思うと信じられないくらいのすばやさで窓から飛び出して逃げていってしまいました。私たちもあとを追い掛けて途中誰かが転ぶなど大騒ぎをしながら、最終的に足に自信のあったソーシャルワーカーがなんとか追いついて保護することができたのです。

保健師からの相談案件に限らず、地域で精神疾患患者を治療していくのは想像以上に困難な試みでした。なぜなら在宅患者は24時間３６５日地域で生活しているのに対して、クリニックの往診や外来で関われる範囲には限りがあるからです。地域で暮らす精神疾患患者が珍しかったため、住民からの患者に対する差別意識も根深く、患者を支える体制を整えるのは容易ではありませんでした。患者を受け入れるには医療従事者の努力と同時に、精神疾患のある患者を受け入れられるような土壌が地域に育つことも必要ですが、思うように地域の体制づくりは進みませんでした。

病気に対する理解がある支援者がいて地域の受け入れ体制があれば穏やかに暮らせる患者でも、周囲から差別的な扱いばかり受けて孤立してしまえば自己否定的な幻聴や妄想が悪化してしまいます。その結果、自分自身を守るために周囲に暴力を振るったり暴れたりしてしまい、よりいっそう事態を悪化させてしまうのです。

電話相談にも攻撃的な電話がかかってくる

私たちは患者からの電話相談にも昼夜問わず応じていましたが、そこにも攻撃的な、私たちに被害者意識をもって対応してくる患者からの電話が頻繁にかかってきました。例えばパーソナリティ障害という、認知や感情のコントロールに偏りが生じる病気の人は、症状の一つとして他人に対して攻撃的になることがあります。また、妄想による発言を繰り返して他者を自分の意に沿わせようと働き掛ける傾向があり、この状態に尊敬や情愛などの感情を示す「陽性転移」が表れると、主治医などに対して強い執着心からくる恋愛感情を抱くことがあります。私たちが関わっている患者でも主治医に強い恋愛感情を抱いた人がいて、私は毎日その患者から「なぜあなたが先生の傍にいるのだ」「毎日先生といられてうらやましい」など、電話で攻撃を受け続けなければなりませんでした。この患者のケースでは電話での攻撃だけでは収まらずに診療所の入り口で私たちを待っていたりトイレに立てこもったり、病状が悪化したときには車に飛び込もうとしたことさえあったのです。

これには本当に参りました。そしてこうしたケースは決して1件や2件ではなく、地域で活動するなかで同様のことは珍しくありませんでした。地域で精神科診療所を運営する毎日は平穏とはほど遠く、時には治療よりもこのようなトラブルへの対処に多くの時間を割かなければならないこともありました。診療所の開設当初は待合室にコーヒーメーカーを置いて、コーヒーを飲みながら患者や地域の人と話ができるようにしたいなどいろいろな理想はありましたが、現実はそうした状況とはほど遠く、難しい人への対応に明け暮れなければならない状況だったのです。しかし丁寧な関わりをするなかで信頼関係をつくっていくことができると、患者の攻撃的な言動は徐々に消失していきました。

なお、私がここで記しているエピソードは今から40年近くも前の出来事で、今は当時よりもはるかに状況は改善されてきていると感じています。私は今、東京の立川市を中心に訪問看護をしていますが、当時よりも対応が難しい重症例の患者が少なくなったと思っています。その理由は副作用の少ない治療薬の開発などさまざまありますが、やはり地域の支援が非常に大きいとも感じます。病気のある患者を受け入れられるまでに地域が育ったからこそ、穏やかに暮らせる患者が増えているのです。

統合失調症の人は一度にいろいろなことができない場合がありますから、ヘルパーが来てサポートしてくれたり、買い物や通院に同行したりしてくれれば地域で安心して過ごせます。また、特に孤独に弱い病気でもあるため、地域での居場所づくりや緊急時のフォロー体制の有無が病状にも大きな影響を与えます。このように少しずつ地域が育ってきたため、当時に比べて今は入院せずに過ごせる患者が増えてきたのは本当に喜ばしいことだと思っています。

強制入院させなければならず無力感に打ちのめされる

しかし残念ながら私たちが地域で診療所づくりに奔走していた当時は、まだ地域での受け入れ体制が十分ではありませんでした。そのため困難なケースに毎日対応しながら、私を含めて医師や看護師などスタッフはどんどん疲弊していったのです。もちろん病気のせいでさまざまなトラブルを起こしてしまう患者に対応すること自体は、私たちにとって必ずしも負担ばかりではありません。どれほど大変な思いをしたとしても、それが患者と関わることにつながれば医療従事者としてこれほどうれしいことはないからです。

しかし実際には医療だけでやれることには限界があり、私たちは本来の目的とは正反対の、強制入院という措置を取らなければならないことも少なくありませんでした。病気が悪化して暴力にまで発展してしまった患者は、最終的には強制入院の措置を取らざるを得ないことになります。地域にもっと受け入れ体制があれば病気が再発や悪化しなくても済んだはずの患者が、実際には受け入れ体制が不十分で病状が悪化して暴力沙汰などを起こしてしまい、強制入院させなければならなくなることは本当に心が折れる思いでした。医療だけでできることの限界を思い知らされて、私たちはどんどん無力感にむしばまれていったのです。

地域に精神疾患のある患者の居場所をつくりたくて奮闘していたのに、実際にやっていることは暴力を振るうようになった患者を押さえつけて無理矢理入院させなければならない状況に、私を含むスタッフの多くが心を病んでいきました。夜も眠れずに睡眠薬を服用するようになったり、疲労困憊で車で事故を起こしたりしてしまうスタッフまでいたほどです。

志を同じくする仲間との出会い

私自身もいったい自分は何をやっているのだろうと、自信を失いつつありました。もっと患者のために何かできると思っていたのに実際はできることには限りがあり、強い挫折感を味わっていたのです。患者と思うように関われないどころか自分自身も心を病みかけて、このままではいけないと思っていた頃のことでした。私は自分自身の運命を拓く、新たな出会いに恵まれたのです。

出会ったのは精神科病棟で働く看護師と元組合職員でした。看護師の女性はたまたま私の子どもが通う保育園の保護者同士という関係で、元組合職員の女性は直接福祉を担当する人ではありませんでしたが、障害福祉課の友人と一緒によく私たちの診療所へ遊びに来ていた人でした。その2人に加えて前の職場で一緒だった精神科のソーシャルワーカーが私を呼び寄せた本人で、再度地域で何かやりたいと誘われ国立へ転居してきました。

私たち4人は子どもが同い年だったり精神科に対する問題意識をもっていたりという共

通項があり、あっという間に全員が意気投合しました。そしていつしか、自分たちの将来の目標や夢などを話し合う仲になったのです。

自分たちの夢や目標などを話し合ううちに、あるときソーシャルワーカーの女性が地域で精神疾患患者が通う作業所をつくったらどうだろうかと提案しました。精神科病院で働いていたときの経験から、彼女も私と同様に地域で精神疾患患者の居場所をつくる必要性を感じていたからです。その提案を聞いて、私たちはすぐさま賛同しました。4人とも皆、精神科医療や福祉などに対してそれぞれ問題意識をもっていて、精神疾患患者の居場所づくりが必要だという考えで一致していたためです。

地域を知るために作業所をつくりたい

また子育て中の母親たちの集まりでもあったため、子育てと両立しながら地域で自分らしく暮らすためにも作業所づくりは良いアイデアだと思いました。私自身、精神科病院で人権無視の医療が提供されているという強い怒りをもって地域での診療所づくりに参加したものの、医療だけでは限界があることを痛感していた時期でもあったため、まさに作業所づくりは渡りに船でもありました。当時は地域医療という言葉ばかりが一人歩きしていて、自分も含めて医療従事者たちが地域のことを何も知らないとも感じていました。そうしたなかで地域をより深く知るには、作業所づくりが最適だとも思われたのです。

こうして思いを同じくする私たち4人の新たな挑戦が始まりました。最初に作業所を開設したのはソーシャルワーカーと元組合職員の女性です。私ともう一人の看護師は、あとから作業所の運営に加わるようになりました。私は1カ所目の作業所を開いた頃はまだ地域の精神科診療所に勤めていたので、最初の頃は診療所で働きながら作業所の仕事を手伝っていました。しかし精神科診療所での仕事に疲弊してきたことと、地域を知るには作業所が最適だと考えるようになったことから、しばらくして診療所を退職しました。そして2カ所目の作業所を開設するタイミングで、その作業所の所長を務めることになったのです。

第2章

医療だけ・福祉だけでは不十分
福祉作業所で痛感した、
地域における精神科の課題

棕櫚の木にちなんで命名した作業所「棕櫚亭《しゅろてい》」を開設

精神疾患のある患者の地域での居場所をつくるために、私たちが1つ目の作業所を東京都国立市につくったのは1987年1月のことでした。作業所の名前は「棕櫚亭」です。この名前は作業所の周りに生えていた棕櫚の木にちなんで命名しました。

国立には、市民活動などに興味をもつ人はたくさんいたのですが、私たちが棕櫚亭をつくった当時は精神疾患のある人の作業所などはほとんどなく、患者を受け入れるための社会的資源は皆無でした。都内約85カ所の共同作業所のうち、多摩地区では八王子、町田、小平、国分寺などに1カ所ずつありましたが、この地区には約117もの精神科病院が偏在していることを考えれば、とてもではありませんが社会復帰したいと思う患者を受け入れるのに十分な数とはいえませんでした（『はれのちくもり――ピアス物語』樹心社）。

棕櫚亭をつくったとき、私たちが願ったのは地域で市民感覚をもちながら作業所をやりたいということでした。精神科病院が地域から隔たっているのを痛感していたので、患者の受け皿となる作業所はどうしても地域と交わりながら進めたいと思ったのです。実際に棕櫚亭には、地域の人も含めた実に多様なメンバーが参加しました。私たち4人をはじめとして国立市に住む精神科の医師や保健所の保健師、ソーシャルワーカー、看護師といった医療・福祉分野の人に加えて、珍しいところではフリーライターや地域に住む主婦などもメンバーとして参加しました。

開設にあたってはキャッチコピーもつくりました。私たちが皆で考えたキャッチコピーは「明るく元気に美しく」です。これは精神科病院で働いていたときに、患者とともに地域で明るく元気に過ごしたいという思いを強く抱いたことから生まれたコピーです。残念ながら少なくとも私たちが働いていた頃の精神科病院は、このキャッチコピーとは真逆の場所でした。このキャッチコピーを基にして立てた運営方針の柱は、次の3つです。

1　多摩地区の精神科医療状況を変えたい
2　ただ作業をする場ではなく、生活を支える視点をもった作業所づくりをしたい
3　それに関わる私たちも明るく楽しくやりたい

精神科医療に関わる人たちは、ともすれば物事を暗く深刻に考えがちです。だからこそ私たちは、明るく楽しく活動することをとても大切にしました。また、単に作業を繰り返すだけでは心の回復や生活の向上には役立たないとも思いました。そのため、生活を支える視点も大切にしたいと思ったのです。

「利用者」ではなく「メンバー」と呼び合う

民生委員の協力も得て一軒家を借りることができた私たちは、そこで棕櫚亭の活動をスタートしました。ごく普通の一軒家にこたつが1つ、始まりは本当にそのような形でした。もともと病院におけるヒエラルキーや患者に対する差別意識などが嫌で始めたことだったので、事務所などもつくらずに誰もが自由に出入りできるようにしたのです。

そのため設立当初は建物の鍵は植木鉢の中に入れておき、地域の人も含めて誰もが自由に出入りできるようにしました。また病院特有の患者ファイルや利用者ファイルなども最小限にとどめて、できるだけ利用者が自分は患者であるということを意識しないで過ごせるようにも配慮していたのです。もっともファイルについては規模が大きくなるにつれてどうしても必要な書類が増えていったので、少しずつ緊急時の連絡先や体調不良時の受診先など必要な情報をまとめていくようになりました。

また、私たちは作業所に通ってくる利用者のことをメンバーと呼んでいました。利用者や患者ではなくメンバーと呼ぶことで、スタッフと利用者の間に壁をつくらず、分け隔てなく活動したいと考えたからです。精神科の病棟で働いている頃に、スタッフがいるナースステーションと患者が過ごす場所が厳密に区切られていて患者が自由にナースステーションに来ることができないことなどを私たちはとても嫌だと感じていました。壁を隔てて向こうは患者、こちらは職員というようにはっきりと色分けすることに、違和感を覚えていたのだと思います。だからこそ棕櫚亭では利用者をメンバーと呼ぶことで、スタッフと利用者が同じ釜の飯を食う仲間として活動したいと考えたのです。

棕櫚亭で使っていた家具などは、すべて地域の人から寄付してもらったものばかりです。こたつや冷蔵庫、机などほとんどの物が地域の人の寄付でそろえられました。一軒家に畳の部屋があってこたつがある様子は、一見するとごく普通の家庭の茶の間のようで、はたから見れば作業所のようには見えません。しかし精神疾患のある人ができるだけ地域でなじんで暮らすためには、あえて作業所らしくしないことが良かったのだと私は思っています。

毎日皆で献立を決めて昼食作りに精を出す

棕櫚亭では、精神科病院を退院した人が地域で安心して暮らすためにさまざまな活動を行いました。行っていたことは主に食事作りや買い物、掃除、スポーツ、レクリエーションなどの生活支援です。また生活支援のなかでも、特に食べることを大切にしていて、食事作りをプログラムの中心に据えていました。

ミーティングも盛んに行われていました。毎朝作業所にメンバーが集まってくると、まずはその日に作る昼食のメニューを決めることから始まります。皆で冷蔵庫の中を見て卵や野菜など残っている食材を確認して、それで作れるメニューを考えるのです。メニューが決まったらメンバーのなかでご飯を炊く人や買い物に行く人など、それぞれに役割を決めて皆で分担しました。メニューはカレーや野菜炒めなど簡単な料理ですが、私たち職員が決めるのではなく一緒に話し合って決めることを大切にしていたのです。

メニューを決めて買い物や準備をして料理して、皆で食べたら最後は食器洗いや片付けまで行います。最後に食器を洗う人はいつもジャンケンで決めていました。私たちスタッフとメンバーだけではなく、時には精神科の医師やソーシャルワーカーなどが来て一緒に食事をすることもありました。そのようなときは医師やソーシャルワーカーであっても、片付けジャンケンに参加してもらいます。

あるときなど医師がジャンケンに負けて皆の食器を洗う係になり、普段洗い物などしたことがないために慣れない手つきで茶碗を洗うということがありました。それを見たメンバーたちがふざけてその洗い方を注意するようなことを言ったりして、本当に和気あいあいと過ごしていたのを覚えています。

買い物、料理、掃除、麻雀、バザーなど多様な活動

棕櫚亭では料理や買い物、掃除などさまざまな支援プログラムを行いましたが、麻雀をすることもよくありました。意外かもしれませんが、精神科病院では麻雀が流行っていたからです。何年も何十年も入院する患者たちは時間をもて余してしまうため、麻雀で時間を潰す人が多かったのだと思います。

そのため精神科病院を退院してきた患者は皆、麻雀の点数を数えることができました。面白いことに病院ごとに点数の数え方が微妙に異なることもあり、私たちはメンバーから点数の数え方を教わることもありました。麻雀には遊びに来た地域の人が参加することもあり、地域の人と交流するツールの一つにもなっていたように思います。

お金がなかったのでバザーもよくやりました。協力してくれる近隣住民たちが売れそうな不要品を持ち寄ってくれるので、市民祭に出店してはリサイクル品を売ったのです。時にはバザーの売上が10万円ほどになることもあり、大切な活動資金になりました。また、

こうした活動が進んで、のちにはリサイクルショップを開くことにもつながりました。

バザーに限ったことではありませんが、私たちはメンバーと一緒にとにかく地域へ出ることを意識しました。もともと地域に住むメンバーの集まりから始まったため地域になじみやすかったというのもありますが、国立市というのが私たちのような活動を受け入れやすい土壌をもっていたという側面もあります。地域の祭などのイベントにはできるだけ参加しましたが、メンバー同士の子どもやほかの子どもも一緒になってゲームをするなど、本当に垣根がなく交わることができたのです。

メンバーたちは働きたいという強い希望をもっていた

作業所に通う人たちは、働きたいという希望をとても強くもっていました。世間の人たちは皆仕事をしているのに自分たちは病気のせいで働けないことに対して、劣等感を抱いている人が多かったのだと思います。そのため棕櫚亭では、地域の会社やお店から内職のような仕事を請け負っては皆で作業することもよくありました。私たちはとにかく地域に溶け込んで活動することを大切にしていたので、顔なじみのお店などが棕櫚亭のメンバーにもできるような仕事を紹介してくれたのです。

例えば地域のタオル屋さんからは、使用済みのおしぼりを洗って干して雑巾にする仕事を請け負ったこともありました。ミシンを購入して皆で雑巾を作ると、それをタオル屋さんが1枚いくらという形で買い取ってくれます。保育園で使うような巾着や袋を作る作業をすることもありました。どれも作業としてはごく簡単なことですが、やはり人間は何もしないよりも何かをしているときのほうがいきいきと過ごせるように思います。そのため私たちはその後もメンバーの要望に応える形で、さまざまな仕事を請け負っていきました。

雑巾作り以外にもたくさんの内職を請け負いました。店頭で売る商品の袋詰めなどもやりました。あるときやっていたスキンエッジカバーを袋に詰める内職は1つ数十円で、内職としては破格の報酬だったと思います。私たちスタッフがあちこちの企業などと掛け合って仕事を取ってきては、棕櫚亭のメンバー皆でその仕事に取り組みました。

なお作業所とはまさしくこうしたさまざまな作業をする場所で、当時は知的障害のある人の作業所はありましたが、精神疾患のある人を対象とした作業所はほとんどありませんでした。当時は精神疾患のある人のサポートは医療が主体だったので、知的障害に比べて取り組みが遅れたのだと思います。

ゴルフ場の球集めは人気のアルバイト

働きたいというメンバーの意欲に応えるために、私たちも一生懸命仕事を探してきました。公園の清掃など、外で身体を使う仕事も多くやってきました。生活協同組合から仕事を受けていたこともあります。そのときは段ボールを潰したり運んだり、バックヤードの仕事をいろいろと任されました。生協というと今は非常に大きな組織をイメージするかもしれませんが、当時はまだそこまで大規模な組織ではありませんでした。

そのためバックヤードの仕事といっても非常に和気あいあいとしていて、メンバーと生協の職員が一緒になってバレーボールをしたり野球をしたりすることもあったほどです。はたから見ていても誰が生協の職員で誰が棕櫚亭のメンバーか分からないほど、皆がよくなじんでいました。

そのほかに行った面白い仕事としては、ゴルフ場の球集めもありました。当時、棕櫚亭の近所にゴルフ場があって、打ちっぱなしであちこちに飛んだ球を拾うアルバイトがあったのです。主に学生がそのアルバイトをしていたのですが、学生はどうしても試験やクラブ活動などで休みがちです。棕櫚亭のメンバーはあまり休むことなく仕事をしたので、ありがたがられて皆でゴルフ場のアルバイトに精を出しました。

このゴルフ場の球集めのアルバイトは時給1000円で、当時の価値とすれば非常に割の良いアルバイトでした。1日のうちで球集めをするのは2時間だけだったので、2時間働けば1日で2000円の報酬になるわけです。これは非常に良いアルバイトでメンバーからの人気も高く、皆が進んでやっていました。そのうちゴルフ場側も、学生のアルバイトよりも棕櫚亭のメンバーのほうが休まないで熱心に働くと評価するようになり、いつのまにか棕櫚亭だけでは人手が足りないほど募集が来るようにもなりました。そこで地域のほかの作業所にも声を掛けて、皆でそのアルバイトをやったのです。

アルバイトにしても内職にしてもなんらかの仕事をして対価を得るということは、心身の健康を取り戻すのに非常に効果的でした。やはり自分自身が誰かの役に立っているという実感はうれしいものですし、働いて対価を得るという社会の一員であれば当たり前のことをできるというのは、自信につながるのだと思います。仕事をして対価を得ることを通して、前向きになったり意欲的になったりなど、メンバーたちに明らかな変化が生まれました。

障害のある人の短時間就労を学びにアメリカへ視察旅行

メンバーからの要望を受けて、私たちがあちこちの企業と交渉して仕事をもらおうとしたときによく言われたことは、仕事を紹介してもいいけれど、結局すぐにやめてしまうのではないかということでした。当時、精神疾患のある人は仕事ができない、特に継続して仕事ができないという考え方が一般的でした。ところがゴルフ場のアルバイトなどに代表されるように、精神疾患のある人であっても短時間の就労であれば問題がないことが棕櫚亭での取り組みで分かってきました。朝から夕方まで一日中仕事をすることは難しくても、短時間だけの就労であれば、サポートを必要としつつも多くのメンバーが働けることが分かったのです。

精神疾患のある人たちであっても短時間であれば問題なく働けることが分かった私たちは、障害のある人の短時間就労の実態を知るためにアメリカの就労支援を視察にも行きました。メンバーたちの短時間でもいいからとにかく仕事がしたいというニーズが高かったので、なんとかしてそれに応えようと模索していたのです。

視察に行ったのは、アメリカのカリフォルニア州サンフランシスコです。アメリカでは、早くから障害のある人の短時間労働を取り入れています。私たちが訪問したサンフランシスコの目抜き通りには、障害のある人が働くピザやパスタの店がありました。その店では多くの精神疾患のある人たちが働いているのです。就労時間などを記したカードを見ると、皆2時間程度の短時間労働になっています。

1日2時間ならば病気があっても働ける

彼らは2時間というごく短い時間ですが、きちんとスタッフの一人として働いていました。その様子を見た私は、目から鱗が落ちるように思いました。棕櫚亭のメンバーをはじめとして精神疾患のある人に対して「就労できない」や「継続できない」などと雇用側から文句を言われることがありましたが、その働き方は短くても1日に半日程度を週に3日などの働き方です。

しかし週に1日で1回あたり2時間程度でも、シフトを組んでローテーションで回すことで店はきちんと切り盛りできるのです。そして精神疾患のある人は長時間の仕事は難しくても、1日2時間程度の短時間であれば問題なく働けることを目の当たりにしたのでした。このときの出来事は私にとって大きな衝撃でした。この経験から私たちはのちに、精神疾患のある人に短時間だけ働く場を提供する社会就労センターを設立することになったのです。

なお、これは精神疾患のある人の就労についてまだあまり制度が整っていなかった頃の話です。今は障害のある人の就労支援については、障害のある人への支援がある企業と雇用契約を結ぶ就労継続支援A型や、雇用契約を結ばずに軽作業などを行う就労継続支援B型、企業などで働く意欲のある人に対して職業訓練などを行う就労移行支援などさまざまな制度ができています。障害のある人を一定割合雇用した場合の企業に対する助成制度などもあり、当時と比べて非常にシステマティックに就労支援の体制が整ったと感じています。

棕櫚亭に通うことで言葉を発するようになったメンバー

また、人が集まってくるとそれぞれに役割が出てくるのも興味深く見守っていました。複数の人が集まれば必ずリーダー格の人が出てきますし、それぞれが得意なことを活かして役割をつくっていくのです。毎朝のミーティングにしても、積極的に自分から司会に立候補する人が出たかと思えば、次第に順番で司会をやるようにルールを決めるなど、棕櫚亭での活動を通してメンバーたちは集団生活に必要なやり取りを学んでいきました。

毎日の料理作りや掃除、ミーティング、バザーや祭といった地域活動、内職などさまざまな活動を通して、棕櫚亭に集うメンバーたちのなかには見る見るうちに元気になっていく人が何人も出てきました。メンバーに表れた変化は、人と話せるようになったり表情が明るくなったり入院しなくなったりなどさまざまです。

例えば、あるメンバーは最初に来たときはまったく言葉を発することがなかったのに、少しずつミーティングで発言ができるようになったのです。そのメンバーは最初の頃、やって来てもただ黙って下を向いて座っているだけでした。

しかし来るだけでも非常に重要なことですから、私たちはただそこにいるだけでいいと思って受け入れていました。ところがあるときから話すようになったのです。まったく発語がなかったのにメニューの提案や自分が食べたいと思うものなど、言葉を発するようになったのには本当に驚きました。

問題行動がなくなって措置入院しないようになったメンバーも

問題行動が減って入院しなくてもよくなった人もいました。例えばあるメンバーは家族との交流も長らく途絶えていて、一人暮らしをしていました。毎日行くところもなく、体育館や市役所に行っては毎日ひっそりと過ごしていたのです。彼は統合失調症を患っていて幻聴がありました。その幻聴の内容というのはいつも決まっていて「電車を止めなければ、お前の身に危険が迫る」というような内容でした。

このような幻聴が毎日のように聞こえた彼は、非常に怯えていました。そのため実際に線路に石などの障害物を置いて、電車を止めてしまうことを何度も繰り返したのです。その結果措置入院となり、一度入院するとなかなか退院できませんでした。長い間入院してやっと退院できたと思えば、また幻聴が聞こえて同じことをやってしまうというのを何度も繰り返していました。

何度目かの退院後、彼は棕櫚亭のメンバーとなりました。毎日行く当てもなく体育館や市役所へ行っていたのが、代わりに棕櫚亭に来てほかのメンバーと過ごすようになったのです。棕櫚亭に来てほかのメンバーと交流するうちに、彼はどんどんコミュニケーションを取ることが上手になっていきました。仲間と笑い合ったり会話をしたり、自分から積極的に周囲とコミュニケーションが取れるようにもなりました。

そして驚くべきことに、あれほど繰り返していた線路に障害物を置いて電車を止めてしまう問題行動を、まったく起こさなくなったのです。問題行動がなくなったので、措置入院になることもなくなりました。彼はその後も棕櫚亭に通い、のちに私が訪問看護ステーションを立ち上げてからは訪問看護にも入るなど非常に長い関わりとなったので、今でもよく覚えているメンバーの一人です。

棕櫚亭で出会って結婚したカップルもいる

棕櫚亭で出会ってメンバー同士で結婚したカップルもいました。やはり統合失調症の女性で不安発作が強く、入退院を繰り返している人でした。彼女は支えてくれる家族もいたのですが、妄想がひどくて周囲の人を犯罪者だと思い込んでしまい、警察に駆け込むなどのトラブルを起こすことがたびたびあったのです。

不安発作や妄想などさまざまな症状があり、この女性も何度も入退院を繰り返していました。しかしあるとき、退院後に棕櫚亭のメンバーになり、仲良くする男性ができました。その男性は女性に不安発作が起きたときに優しく寄り添って、不安や悩みを聞いてあげていたようです。そうこうするうちに女性の発作が減って様子が落ちついていき、入退院を繰り返さないようになりました。そしてなんと、その2人は家族の同意を得て結婚することになったのです。

男性には身寄りがなかったのですが、非常に聡明な人でした。経済的に苦しい幼少期を送ったため進学はできなかったようですが、話し方を聞いているととても賢いことが伝わってきました。またスポーツも得意で、メンバーたちのリーダー的な存在だったのです。女性の家族は彼と会って話し合いを重ねるうちに、彼なら信頼できると感じたのだと思います。2人は周囲の祝福を受けて晴れてゴールインすることになったのでした。

これは本当にうれしい出来事でした。入退院ばかりしていて家族以外と関わることができなかった人たちが、棕櫚亭で人と交わることができるようになって結婚までするようになったからです。このメンバーにも長く関わりましたが、2人ともその後入院することもなく地域で安定して暮らすことができました。2人仲良く棕櫚亭に通ってくれて、その様子ははたから見ても本当にほほえましいほどでした。また女性の家族も、女性の生活が穏やかになったことに対して心底ホッとしたと言ってくれたものです。

恋愛や人間関係を構築することは病気にもプラスの影響が

なお、作業所内ではさまざまな人間模様があり、恋愛関係になるメンバーも少なくありませんでした。結婚したカップルも、ここで紹介したカップル以外にもいたと記憶しています。棕櫚亭を通して仲間を見つけたり、人間関係を築いたりしていくことは病気の治療にとっても非常にメリットがあります。なぜなら統合失調症の人は、とても孤独に弱いからです。そのため仲間やパートナーが見つかることで症状が穏やかになる人は少なくありません。

またここで紹介したカップルに限らず、統合失調症同士のカップルというのはそれほど珍しいものでもないのです。統合失調症といっても少し妄想がある程度で日常生活に大きな影響はなく、比較的普通に生活できている人もかなりの割合でいるからです。また一言で幻聴といっても、恐ろしい幻聴もあればそれほど恐ろしくもない幻聴もあります。

例えば恐ろしい幻聴としては「○○をしなければ殺すぞ」などと脅しが聞こえたり、あるいは「お前は本当に醜い、デブだ」「お前は誰からも嫌われている」などとけなす言葉が聞こえたりします。このような恐ろしい幻聴が聞こえると、患者は自分の身を守るために暴れたり暴力を振るったりしてしまうことがあります。

反対にそれほど問題のない幻聴としては、音楽が聞こえたり「あなたは今日もかわいいね」という褒め言葉が聞こえたりすることもあります。私が関わったなかでは、絶えずザ・ビートルズの音楽が聞こえてくるという人もいました。そのような幻聴であれば、聞こえたとしてもそれほど恐怖を感じることはありませんから暴力なども起こりにくいといえます。また、患者自身が幻聴を幻聴としてきちんと認識し、上手に付き合っている人もいました。

そのため統合失調症同士で結婚したり、あるいは統合失調症の人が健常者と結婚したりすることも決して珍しくはありません。また病気とうまく付き合いながら子どもを育てている人もいるのです。かつては統合失調症というと不治の病というイメージがあり、恐ろしい病気だと思われていた時代もありました。しかしいまや薬も開発されてさまざまなサポート体制も整いつつあり、決して治らない病気でもなければ恐ろしい病気でもないことが、少しずつ理解されるようになってきたように感じています。

アートや知的方面で活躍する統合失調症患者

あまり知られていないことかもしれませんが、統合失調症の人は非常に心の優しい人が多いと私は感じています。彼らと接することで、私たちは本当に日々、癒やしを与えられていたようにも思うのです。統合失調症の人は妄想や幻聴などで暴れることがあったとしてもそれは病気のせいであり、もともとは考え方が穏やかだったりどこかのんびりしていたりする人が多いように思います。

また、アート面で秀でた才能をもつ人もいました。絵を描かせたら非常に上手だったりピアノやギターなど楽器の演奏が得意だったり、あるいは歌が非常にうまかったりという人を私は数多く見てきました。知的障害とは異なるため、知能が高かったり賢かったりする人もいました。私が関わった統合失調症患者のなかには5カ国語を流ちょうに操る人もいましたし、パソコンにとても詳しい人もいました。

できないことよりもできることに着目し、その人の強みを引き出すことを精神保健福祉の領域ではストレングスと呼びますが、統合失調症の人に対してもこのストレングスが非常に役立ちます。私は彼らの得意分野については積極的に教えを請うて、ずいぶん助けられることもあったのです。例えばパソコンが得意な人にはパソコンを教わったり、語学が得意な人にはメンバーに対して英会話のレッスンをしてもらったりということを積極的に行いました。こうしたことを通して、自分に自信をもてるようになったメンバーも少なくありませんでした。

棕櫚亭を応援する外野手《そとのて》

地域とつながりをもちながら活動をするなかで、私たちは積極的にイベントも開催しました。例えば多摩地域にゆかりのあるアーティストなどを招いてライブを企画することもやりました。イベントを開催するときは、企画から会場の手配、チケットの販売などまですべて自分たちで行ったものです。またこうした活動には棕櫚亭のメンバーだけではなく、外野手グループと呼ばれるグループの人たちも協力してくれました。

外野手グループとは、簡単にいえば棕櫚亭の活動を応援してくれる人たちの集まりです。ただ一方的に棕櫚亭が助けてもらうのではなく、棕櫚亭もグループの人も双方にメリットがあるような関係構築を大切にしました。具体的にはイベントを企画する際には、外野手グループの人たちも棕櫚亭の人たちも楽しめるように配慮したのです。

特徴的だったのは、イベントごとに集まってはイベントが無事に終了したらそこで解散するグループだったことです。誰かがあるアーティストを呼んでイベントを開きたいと思えば、それに賛同する人たちが集まって外野手グループを結成します。そしてイベントが終了したらそこでグループは解散、次に再び誰かがイベントを発案したら、それを実現するためにまた賛同者が集まるといった具合でした。活動の核となる人も参加者も企画によって流動的に変わる、形のない柔軟な組織形態が外野手グループの特徴でした。

このほかの活動としては「はれのちくもり」という機関誌を発行しました。棕櫚亭のスタッフにはフリーライターがいたので、その人を中心に皆で非常に熱心に制作しました。スタッフが記事を書くこともあればメンバーが書くこともあり、日々の活動やメンバーがどのように活力を取り戻していくかなどを書くことで、棕櫚亭や精神疾患のある患者について地域に知ってもらうきっかけにもなったのです。

メンバーのニーズに応えて第2、第3の棕櫚亭を開設

さまざまな仕事やイベントの開催、機関誌の発行、外野手グループなどの取り組みをす

るうち、棕櫚亭は少しずつメンバーが増えて規模も大きくなっていきました。規模が大きくなるにつれて棕櫚亭1カ所だけではカバーしきれなくなり、私たちはリサイクルショップやレストラン、2つ目、3つ目の作業所など新たな建物をつくっていきました。精神疾患のある利用希望者が続々とやって来たので、彼らを受け入れるための新しい受け皿が必要だったからです。

作業所にはそれぞれキャッチコピーがあり、2つ目の作業所のキャッチコピーは「喰えて、稼げて、寛げて」です。ここではある程度生活する力のついたメンバーを想定して、弁当の宅配をプログラムの中心に据えました。厨房に入って皆で弁当を作って配達し、報酬もきちんと時給で支払いました。

ただこのときの試みは、数カ月経った頃に一度つまずいてしまいます。新しい施設ということもあり、メンバーの人間関係が出来上がる前から弁当作りなどの作業をすることは、非常に負担が大きいことだったからです。そのため徐々にメンバーが参加しなくなりスタッフも疲弊していき、半年後には弁当作りのプログラムを修正しなければならなくなってしまいました。

しかしこのように困難にぶち当たったときも、作業所が複数あることで力を発揮して乗り越えることができました。すでに長く運営している棕櫚亭Ⅰからメンバーやスタッフが強力な助っ人として応援に来てくれて、弁当作りではなくレクリエーションを中心とした活動にシフトすることで、体制を立て直すことができたのです。

棕櫚亭開設から7年が経った頃には、3つ目の作業所となる棕櫚亭Ⅲも開設しました。棕櫚亭Ⅲのキャッチコピーは「寛いで、寛いで、寛いだら……」です。棕櫚亭Ⅱがレストランや弁当配達で比較的忙しく外仕事中心の作業所になったことを受けて、棕櫚亭Ⅲでは創立時の原点に立ち返って「ゆったりしたペースで生活力を身につける」ことと「誰でも立ち寄れる場所にする」ことを改めて確認し、こうしたキャッチコピーを決めました。

なお「寛いで、寛いで、寛いだら……」の「……」の部分には、文字にはしていませんが、十分に寛いだあとはしっかり自己決定してほしいという願いが込められています。支援者や棕櫚亭にできることには当然限りがあります。私たちは棕櫚亭を通してできるだけ穏やかな場所と時間を提供するので、そこを足掛かりに当事者一人ひとりに自分なりの生活を築いてほしいと思うからです。

「作業」ではなく「仕事」がしたい！

棕櫚亭Ⅲをつくったあたりから、作業所のあるべき姿を考えるうえで新たな課題も生まれてきました。棕櫚亭Ⅲは生活力を身につけることに主眼をおいた、安心できる作業所というコンセプトのものでしたが、その一方で、もう一歩踏み出して働きに出掛ける場所が欲しい、より外部と関わりをもって手応えを得たいというメンバーたちの思いも強くなっていったのです。その思いは、内部で完結する「作業」だけではなく、他者と関わり貢献する「仕事」がしたいというメンバーの声に表れていました。私たちはそれに動かされる形で、新たな試みとしてレストランをオープンすることにしました。

私たちは棕櫚亭の開設当初から一貫して食に関することを大切にしてきたので、レストランのオープンを思いついたのはごく自然な流れでした。食べることは人生を豊かにしてくれますし、レストランならば働きたいというメンバーのニーズも満たすことができるからです。ちょうど棕櫚亭Ⅲの建物はもともとレストランだった居抜き物件を借りていたので、その一部を活用する形でレストランをオープンしました。

レストランと作業所をどのように併存させるかを皆で話し合ったところ、店はボランティアに切り盛りしてもらって軽作業にあたる部分をメンバーが担当することとなりました。店内清掃やみそ汁作り、おしぼりの準備、弁当の配達と回収、買い物などを主にメンバーが担当するのです。作業を超えて仕事がしたいというニーズは思ったよりも強かったようで、このレストランには棕櫚亭Ⅰ、Ⅱ、Ⅲのそれぞれに所属するメンバーのなかから働きたいという人たちが集まって働くようにもなりました。

オープン当初はなかなか客が入らずに、お店用に買った樽の生ビールの賞味期限が切れてしまいそうになってメンバーや皆で飲み干してしまうなど、今思えば実にのんびりとしていて牧歌的な場所でした。また近所の酔っ払いが入って来てお店に文句をつけるのを皆でなだめるなど、本当にいろいろな経験をしたものです。しかしメンバーは非常に熱心に仕事に取り組んでいて、活動を続けるなかで軽作業だけではなく仕込みや洗い場などを担当する人も出てきました。熱心に仕事に取り組むメンバーの様子を見るなかで、働くということがいかに人に生きる喜びを与えるかを改めて教えられた思いがしたものです。

社会福祉法人「多摩棕櫚亭協会」を設立

試行錯誤しながら手探りで、いつでも皆と話し合いながら取り組みを進めていった棕櫚亭の開設から9年目を迎える頃のことでした。私たちは次なるステップとして組織の社会化に取り組み、翌年、社会福祉法人「多摩棕櫚亭協会」を設立しました。社会福祉法人にした理由はさまざまです。

もともと棕櫚亭は、メンバーたちが言いたいことを言ってやりたいことをやるというのを大切にしてきました。しかし規模がどんどん大きくなるにつれてそれだけではうまく回らないことが増えていったのです。例えば私たちを含むスタッフはもともと精神科医療関係者でスタートしていたので、暗黙のうちに前提となる知識を皆が共有している状態でした。

ところがそのあとに加わった新しい世代の若いスタッフはあえて異業種からの採用を意識したこともあって、精神疾患のある患者に対する知識などを学んでもらう必要がありました。スタッフの数が多くなると労働環境を整える重要性もさらに増していきます。また現実的な問題として私たちは長く活動を続けていましたが、団体としては任意団体でしかありませんでした。そのためスタッフがクレジットカードをつくれないなど、社会的な身分が定まらないという問題も解消する必要があったのです。

そこで私たちは就業規則をはじめとする身分保障の充実、若いスタッフの教育などの重要な課題に対応し、安定した組織をつくるために法人格をもった社会福祉法人を設立しました。このとき、棕櫚亭は開設から10年目を迎えていました。創業当時のスタッフ4人が主婦感覚でコツコツ築いていった棕櫚亭が市民権を得て、社会の財産として機能していくことになったのです。

折しもこの時期は、精神保健法が大幅に改正された「精神保健及び精神障害者福祉に関する法律（精神保健福祉法）」ができた1995年と時期が重なります。この法律によって精神疾患のある人が明確に「障害者」として位置づけられるとともに、精神障害者福祉がうたわれることになりました。また精神障害者福祉に関する施策の目的に「自立と社会参加の促進のための援助」が加えられたのもこの時期です。私たちは開設当初から精神疾患のある患者を地域で支えることを目的に活動してきたので、法人化と精神保健福祉法の成立が重なったことにはなんらかの運命を感じざるを得ません。

棕櫚亭を中心にさまざまな活動をするなかで入退院をしなくても済むようになったり、他人とコミュニケーションが取れるようになったり、あるいは仕事ができるようになったりなど多くの成果を上げてきました。メンバーたちの様子に変化が起きてくると、私たちもどんどん手応えを感じるようになり、地域に棕櫚亭のような場所が必要であることを痛感するようにもなったのです。

棕櫚亭の成功の秘訣はいくつかありますが、やはり楽しい時間をともに過ごす相手がいるということは病気の安定にも非常に重要だと考えます。たとえ病気があったとしても「地域のなかで自分は一人ではない」と心から感じられること、また何かあったときに相談できる相手がいることは患者にとって大きな支えとなったはずだからです。

必要なのは永続的な支援ではなく自立に向けた支援

精神疾患のある患者を支える地域資源がほとんどないなかで、私たちは棕櫚亭の開設から始まりずっと手探りで取り組みを進めてきました。その結果、3カ所の作業所やレストランのオープンなどいくつもの成果を残してきたと思います。しかし10年以上継続して活動してきて、さらに課題も見えてきました。

この時期、新たに考えなければならなかった課題は就労の問題、そしてその先にある自立に向けた支援でした。これまで精神疾患のある人は、生涯にわたってずっとサポートされたり守られた環境のなかで過ごしたりすべきであるという考え方が主流でした。だからこそ一度入院したらもう何年、何十年も入院し続けて、なかなか退院することができなかったのです。

しかしそれでは本当の意味で精神疾患のある患者のためにはなりません。精神疾患患者の地域移行とは、病気があっても地域で安心して、自立して過ごせるように支援することです。この「自立」というのはとても大切なキーワードです。メンバーたちが棕櫚亭で居場所を見つけてくれるのは非常にうれしいことなのですが、棕櫚亭の中だけでしか過ごせないのでは本当の意味では地域で暮らしているとはいえません。もしもせっかく退院してきたにもかかわらずメンバーたちが棕櫚亭の中でしか過ごせないのだとしたら、もしかしたらそれは病院の中で守られて過ごしているのと大きな違いはないかもしれないのです。棕櫚亭Ⅲをつくったときのキャッチコピー「寛いで、寛いで、寛いだら……」の「……」の部分には、自己決定してほしいという願いを込めたといいましたが、私個人としては「寛いだら、あとは自分のいるべき場所へ帰りましょう」という思いを込めたいと考えていました。もちろん棕櫚亭にはいつ来てもいいし、困ったことがあればすぐに相談に乗ります。しかし棕櫚亭だけではなく、メンバーそれぞれが自分自身で地域に居場所を見つけてほしいとも思っていたのです。それこそ本当の地域移行であり、病院ではなく地域で過ごすということだからです。

ここでキーとなるのが、やはり就労です。地域のなかで暮らすにはその人の能力の範囲で仕事を見つけて、適切な対価を得ることが必要だからです。しかし棕櫚亭のメンバーに限らず精神疾患のある人は、この就労の部分でつまずいてしまうことが少なくありませんでした。

よくあるのは作業所の中では仕事ができるにもかかわらず、外に出て働くことはできないというケースです。作業所では知らない人というのはほとんどおらず、よく知った人間同士のなかで作業を行います。これに対して一般社会では必ずしも毎日同じ人同士が顔を合わせるわけではありませんし、さまざまな人との関わりのなかで行う作業も多いはずです。精神疾患のある人はそのような環境になると途端にドキドキしたり不安が強くなったりして、本当ならばできるはずの作業でもできなくなってしまうことが多いのです。

就労支援にスポットを当てた「社会就労センターピアス」を開設

就労支援は大きな課題であり、メンバーからのニーズも大きな課題でした。棕櫚亭の活動を通してそれまでまったく言葉を話せなかった人が話せるようになったり、得意分野を活かして周囲と関われるようになったりなどいくつもの喜ぶべき成果が生まれてきました。そのように人と交われるようになった人たちなどに、次に何を望むかを聞いたところ学校へ行きたい人もいれば結婚をしたい人などさまざまですが、働きたいという人が非常に多くいたのです。

もちろん作業所でも対価は発生しますが、それは一般社会では考えられないほど低単価です。内職のようなものばかりで1つ仕上げて1円何銭という世界ですから、作業所でいくら頑張っても1カ月あたりの対価は数千円にしかなりません。毎日来ている人であっても月に5000円程度が良いところだったと記憶しています。だからこそ私たちは作業所内の内職だけではなく、外へ出て企業からお金をもらって働く仕事を獲得することに力を入れてきたのです。

一方で仕事をするならば、いつまでも私たちや支援者に頼ってばかりもいられません。私たちはサポートをするけれど、働いて対価をもらう以上はそれに伴う責任も生まれます。それはたとえ精神疾患があっても同じなのです。これも棕櫚亭のメンバーに限ったことではありませんが、精神疾患のある人は医療従事者や支援者に依存してしまうことがあります。周囲に相談できる相手がいなかったり、家族関係に問題があったりするなどして、支援者が絶えずついていなければ何もできなくなってしまうことがあるのです。しかし社会のなかに出て一人の社会人として働くのであれば、依存から抜け出して自分で考えて自分で決めるようにならなければなりません。

また、私たちはレストランをつくることでメンバーが働く場所を生み出しましたが、すべてにおいて私たちがゼロからつくり出すことはできません。棕櫚亭はメンバーに居場所をもたらしましたが、作業所のような安全な場所で緩やかな作業を行うことは、時としてメンバーの伸びようとする力を奪うことにもつながってしまいます。同時に棕櫚亭としても、長期利用者がずっと滞在することで新たな退院者を受け入れられなければ、長期入院を防いで患者を地域で支えるという本来の目的が叶わないことになってしまいます。

そこでこうした問題を解決するために、私たちはさまざまな支援活動のなかでも特に就労支援にスポットを当てた施設として社会就労センターを開設しました。棕櫚亭を開設してから11年目、1997年のことでした。

支援の期限を2年間に区切って自立を促す

この施設では病気がありながらも社会で働くために必要なノウハウを身につけてもらうことを重視して、さまざまな就労支援を展開しました。最も大きな特徴は、支援を2年間と区切ったことです。当時は精神疾患のある患者は生涯にわたってサポートが必要という考え方が主流で、それがともすれば依存を生み出す要因にもなっていました。

そこで、あえて2年間と期限を区切ることで、より強く自立を促したのです。もちろん2年間が過ぎたからといって、それ以降は急に突き放すようなことはしません。しかし、支援者によるサポートは未来永劫続くのではなくて、やがてはどこかで自立しなければならないという強いメッセージにはなったかと思います。

このほかにも以下のような目標を定めることで、従来の作業所との違いを明確にしました。

1　作業所と同じことはしない
2　利用期限を区切る
3　働きたいと希望する人だけを対象にする
4　授産活動は、できるだけ就職につながるものにする今でこそ就労移行支援や就労継続支援など制度が整っていてシステム化されていますが、当時はそのような区切りはありませんでした。そのため私たちが社会就労センターを立ち上げて原則として2年間と期間を区切ったことに対して、最初の頃はあちこちから強い非難も寄せられたものです。精神疾患のある人が働くことがまだ珍しく、生涯サポートすることが主流だった時代において、2年と区切った支援ははたから見れば冷たい対応のように映ったのだと思います。しかし今では就労移行支援は原則として2年と期間が定められるなど、支援の内容によっては期間を区切るやり方も増えてきました。

卒業生の5割が就職を果たす

利用期限を2年と区切って、その間に社会に出るために必要なノウハウを身につけられるようにさまざまな試行錯誤を重ねながらトレーニングシステムをつくっていきました。個人担当制にして卒業後の行き先を明確にすることを目指したり、チェックリストをつくって担当者が仕事の量と質を把握できるようにしたりもしました。また、職場という出口を見つけるために就労支援担当者をおいてジョブコーチを導入し、定着を図るようにも工夫したのです。

こうしたきめ細かいサポートの結果、社会就労センターを立ち上げてから何年か経つうちに、卒業生の5割近くが就職できるようにまでなりました。精神疾患のある人が地域で仕事をすることがまだ珍しかった当時、これは非常に驚くべきことでした。一方でセンターを利用する人の体調を悪化させないことも大切ですから、必ずしも就職ありきではなく、時には就職しないという決断をしなければならないこともありました。精神疾患のある人の就労支援では、就労を後押しする視点と就労に待ったをかける視点の両方が求められているのだとも思います。

医療とつながっていない地域生活支援センターの活動に限界を感じる

このようにメンバーや地域のニーズに応える形で棕櫚亭Ⅰ、Ⅱ、Ⅲという3つの作業所やレストラン、社会就労センターなどいくつもの事業を展開してきた私たちですが、この頃私自身は地域生活支援センターという センターの責任者を務めていました。地域生活支援センターというのは作業所と似たような場所ではあるものの、どちらかというと体調が悪い人を見守る色合いが濃い場所でもありました。

作業や就労をサポートするというよりも受診に付き添ったり入院時に病院まで送ったりなど、体調の悪い人を支えるためにさまざまな活動をする存在でした。作業所は基本的に来た人たちがなんらかの作業をしますが、地域生活支援センターでは特に何もしなくても構いません。そのため単なる精神疾患のある人の居場所として活用されていて、朝の開所から夕方の閉所までずっとそこにいて過ごす人がたくさんいました。私はここの責任者でしたが看護師の資格ももっているので、必要に応じて薬を調整したり環境を整えたりなど、ある意味で何でも屋のような役割を果たしていたのです。

ところが医療ニーズの高い人が集まっている場所であるにもかかわらず医療ケアが提供できるわけでもなく、かといって地域の病院などとしっかり協力体制が取れているわけでもない、地域生活支援センターでの活動には限界がありました。地域生活支援センターに集う人のなかには病気が重い人もいて、ある人など放っておいたら警察に保護されて措置入院になることが目に見えて分かるような状態だったため、閉所後もセンターから帰ってもらうことができずに職員が夜通し付き合ったこともあったほどです。しかしこのような献身的な活動をしたとしても、医療とつながっていない地域生活支援センターでできることには限界がありました。

連絡なく退院した患者が火事を起こして大騒動に

私が地域生活支援センターの責任者をしていたときに経験した、衝撃的なエピソードがあります。棕櫚亭や地域生活支援センターに、継続して通っていてくれた人に起きた出来事でした。その人には病気のせいで幻覚や妄想があり、今自分がどこにいるかも分からなくなって夜中に迷子になってしまうことなどもありました。

あるとき、症状が悪化して精神科病院へ入院しなければならなくなり、入院時には私たちが付き添って病院まで送っていきました。そして入院中も面会に行って主治医と退院後に関する話し合いも行い、退院時にはぜひ私たちのところに連絡をくれるようにも依頼しておいたのです。

今でこそ退院時カンファレンスがあって、退院時には病院関係者と地域の関係者などが一緒になって情報共有が行われますが、当時はそのような仕組みはありませんでした。そのため個別にこうしたやり取りをしておかないと、入退院で情報が完全に分断されてしまうことも少なくありませんでした。

ところがいざ退院するとなったとき、私たちのところには何も連絡がありませんでした。さらにひどいことには、彼が退院したのは多くの窓口が閉まってしまう年末ギリギリの時期でもありました。もしも事前に連絡があれば、私たちは年末であっても退院時に迎えに行きましたし、当然その後のフォローも行います。

しかし私たちのまったく知らないところで患者はポンと年末の慌ただしい時期に退院させられて、誰にも支えてもらえないまま自宅で一人過ごし、おそらく薬も飲まなかったのだと思います。誰も支援の手が入らないままに正月を迎えて、その間にたばこが原因で自宅が火事になってしまったのでした。住宅が密集する地域でのことだったので、隣家への延焼のリスクなどもありこのときは非常に大変な騒動になったのです。

結局、彼はこのときの火事が原因でもうこの地域には住めなくなってしまいました。ただでさえ精神疾患のある人に対して差別や偏見が強かった時代です。火事など起こしてしまえば、もうその地域に住めなくなってしまうのも仕方のないことでした。

私たちがこの出来事を知ったのは、火事による騒動が起きてからの話です。この話を知って私は涙が出るほど悔しい思いをしました。もしも事前に退院日を私たちが知らされていれば、彼をたった一人で地域に放り出すことなど決してしませんでした。年末であっても必ず迎えに行って自宅まで付き添い、不安なく地域で過ごせるように必要なフォローを提供できたと思います。そうすれば服薬も継続して、妄想や不安も抑えられていたはずなのです。そのような対応が取れていたら、火事など起こさずに彼はまだその場所に住めていたに違いありません。

精神科病院と地域の間に横たわる隔たりをなんとかしたい

このときに私は、地域の福祉と精神科病院の隔たりを感じました。精神科病院と地域の福祉サービスには分断があり、そこを解決しなければ患者に関われないことを痛感したのです。いくら精神科病院から患者を退院させたとしても、地域でしっかり見守る体制がなければあっという間に服薬を中断して体調が悪化し、病院に逆戻りになってしまいます。このような悪循環を防いで患者を救うには、どうしても地域福祉と精神科医療が強く連携しなければなりません。

そのとき、知り合いのソーシャルワーカーが私に「寺田さんは看護師の資格をもっているのだから、福祉だけではなく医療ができるはず。ならば訪問看護ステーションを立ち上げてみてはどうか」と言ってくれたのです。そう言われて私自身、そうか、と思いました。このとき棕櫚亭の立ち上げから十数年が経過していて、私自身も長く福祉の世界に身をおいていたため、看護師の資格を活かして新たな事業をするという視点が欠けていました。

しかし、言われてみればそのとおりです。訪問看護は医療なので、もっと本格的に精神科病院とつながることができます。私は常々、地域に医療が足りていないことが問題だと感じていました。私たちがどれほど頑張っても、精神疾患のある人に関わるには福祉の視点だけでは限界があるのです。私たちが就労支援などをする一方で、どうしても体調が悪化してしまったときに支えられるのは医療です。しかし当時は、地域で暮らしながらも病気が悪化してしまった人を支える地域医療の体制はほとんどありませんでした。

　こうしたことがきっかけで私は当時、ほとんどなかった精神疾患患者に対応した訪問看護ステーションを立ち上げることを決めました。このとき私は54歳、人生最後の大きな挑戦として、地域の福祉サービスと精神科病院をつなぐための訪問看護ステーションの立ち上げを決意したのでした。

第3章

全国に先駆け
精神科訪問看護ステーションを開設
病院と地域をつなぐため
手探りでスタートした悪戦苦闘の日々

次なる展開として訪問看護ステーションの立ち上げを決意

精神疾患患者を対象とした福祉領域で長く活動するうちに、地域に医療が足りておらず、また医療と福祉をつなげる役割を果たしている人が皆無であることに気づいた私は、次なる展開として精神科の訪問看護ステーション立ち上げに着手しました。地域で訪問看護ステーションを立ち上げることによって、医療と福祉をつなぐ役割を担いたいと考えたからです。

50代を迎えて、自分自身でも最後の大仕事というつもりでの決意でした。2000年に介護保険制度ができてからやっと数年が経過した頃で、訪問看護ステーション自体は少しずつ増えつつある時代でした。しかしそのほとんどが高齢者を対象とした介護保険関係のステーションであり、精神科を対象とした訪問看護はほとんどないのが現状だったのです。

当時としてはまだ珍しかった精神科を対象とした訪問看護ステーションの立ち上げを決意したわけですが、ゼロからの起業になるためそれなりにリスクがありました。また、私は福祉の領域で長年経験を積んできて、法人運営の経験もありましたが、経営をきちんと学んだことは一度もありません。そこで訪問看護ステーションの立ち上げにあたっては一度きちんと経営を学ぶ必要があると考えて、起業を考える人を対象とした大学のゼミを受講したのです。

そのゼミでは子ども向けのおもちゃ会社を立ち上げたい主婦や引退後に通訳のマネジメント会社を立ち上げようと考えている高齢者など、実にさまざまな人が学んでいました。またすでに起業を成功させた人が卒業生として参加して、直接話を聞く機会もありました。ゼミの授業では事業計画の立て方や予算の組み方など実践的な内容を教わることができ、そのどれもが非常に役立つものばかりでした。看護師はどうしても医師の指示のもとで行う業務が多いため、経営者としての視点は忘れてしまいがちです。そうしたなかゼミで学んだ実践的な経営の勉強は、当時の私にとっては目から鱗が落ちるような内容に感じられたものです。

こうして大学で経営のことを学びつつ、介護保険関係の領域ですでに起業している人のところを見学したり、しばらくは準備期間としてさまざまな準備を行ったりして過ごしました。また起業準備と並行して考えたのが、スタッフをどうするかということです。

異なる視点をもつさまざまな年代の仲間が集まる

訪問看護ステーションの前に棕櫚亭という作業所を立ち上げたときは、皆同年代で同じ年齢の子どもがいるなど似たような背景をもつ、いってみれば友達同士で始めたような形でした。しかし今度は組織としての多様性や継続性を考えた結果、あえてばらばらな年代の仲間を集めることによってスタートしようと考えたのです。その結果、当時50代だった私と30代、40代の仲間3人が集まってステーションを立ち上げることになりました。特に30代の彼女は私たちの考え方に賛同して、わざわざ北海道から移ってきてステーションの立ち上げに参加してくれたのでした。

さまざまな年齢の仲間を集めたのは、友達感覚ではなくてきちんと事業を経営したいと考えたからですが、結果としてこれは成功したと思っています。年代が異なる仲間が集まることによって視点が偏るのを防ぐことができましたし、年代が近い看護師に訪問してもらいたいなどという利用者からの要求にも応えやすくなったからです。

ＮＰＯ法人多摩在宅支援センター円が誕生

このようにさまざまな準備を経て２００５年、私たちはＮＰＯ法人多摩在宅支援センター円を立ち上げました。「円」という名前に決めたのは、たくさんの人たちのサポートを受けてつくった法人なので「縁」という言葉を使おうと思ったのがきっかけです。最初は「縁」に決めようと思いましたが、利用者を含めて画数の少ない分かりやすい漢字にしようということから「円」となりました。

円の立ち上げにあたって私たちは「その人らしい豊かで多様な生活を応援します」という理念を決めました。病気があっても地域でその人らしく暮らせるようにという願いが込められていて、理念は私たちが仕事をしていくうえでの行動指針となっています。また、最初に訪問看護ステーション円を立ち上げたのは東京の八王子市でした。なぜ八王子かといえば、東京で最も精神科病院が多い地域だったからです。「八王子で成功しなければどの地域に行っても成功しない」という強い決意を抱いて、この地域での開業を決めました。

実は訪問看護ステーションをつくると決めてから、割と大きな社会福祉法人から法人内でステーションを立ち上げるように誘われたこともありました。しかし私はまずは自分で立ち上げてみたいという思いがあったのでこの依頼は断り、独立型の訪問看護ステーションとして起業したのです。

独立型の訪問看護ステーションではありましたが、それまでに関わったたくさんの人たちからさまざまなサポートを受けることができました。例えばステーションの場所は知り合いの病院の事務長のつてで、ごく格安で事務所を借りることができました。それ以外にもパソコンや事務机を寄付してもらうなど、物心両面で多くの人に助けてもらいながらの開業となったのです。

精神科訪問看護の役割を理解してもらえない

設立当初は、まだ地域で精神疾患患者をケアする訪問看護というものが少なかったこともあり、私たちがどのようなサービスを提供するのかなかなか理解が得られない場面もありました。例えば看護師といえば注射や点滴などの医療行為を想像する人が多いなかで、精神科の看護は具体的な医療処置だけではなく必要に応じてなんでもやる姿勢が求められます。

利用者が食事を食べることができないとなれば、料理をしたり弁当を買っていったり、電子レンジの使い方を教えるなど生活全般を支える必要があったからです。あるいは公共住宅に住んでいる利用者で、その公共住宅では定期的に住民全員で草むしりをしなければならないルールがありました。しかし利用者は病気のために一人ではどうしても多くの人がいる草むしりに参加することができず、私は利用者に付き添って一緒に団地の草むしりをしたこともあります。

こうしたことは広い意味では療養環境を整えることに含まれるので、立派な看護師の仕事の一つだと私は考えています。しかし点滴や注射などを看護の仕事と考える人のなかには、食事作りや掃除などは看護師の仕事ではないと言う人も少なくありませんでした。

精神科訪問看護に対する理解がないのは、医療関係者などだけではなく行政も同様でした。例えば私たちが仕事をするなかで、診療報酬という医療行為に対する料金を定めた点数に沿って請求を行わなければなりません。これは国が決めている点数ですが必ずしも適応の範囲が明確でないことがあるため、そのようなときには行政に電話して診療報酬の対象となるかどうかを確認しなければなりません。ところが私たちが患者宅を訪問するなかで診療報酬の対象となるかどうかを自治体に問い合わせても、すぐに回答が得られないというケースが多々ありました。当時は本当に精神科の訪問看護が珍しかったので、行政も明確な対応を取ることが難しかったのです。

その一方で地域に暮らす患者たちからは、訪問看護に対するニーズが極めて高いことも実感しました。実際に2012年頃に東京都が患者と家族を対象に行った調査では、訪問看護に入ってほしいという回答が極めて多い結果になっていたのです。

開設当初、私たちは「なんでもやります」という意気込みとともに、実際にどのような難しいケースであっても来る依頼は断らずに対応していきました。交通が極めて不便な山の中に住む利用者宅を訪問したこともありますし、当時どこのステーションも受けようとしなかった重度心身障害者の自宅を訪問したこともあります。また、当時5時までしか対応しないステーションが多かったなかで、私たちは開設当初から24時間体制を取ってきました。

このように一件一件の依頼に誠実に対応していくうちに、やがて地域で「円に依頼すればなんとかしてくれる」という信頼を獲得するようになっていきました。また地域の病院の看護部長や看護師長などの集まりにも積極的に参加して、私たちの活動について周知することも忘れませんでした。そうこうするうちに次第に新規の訪問依頼が右肩上がりに増えていき、開設から1年も経つ頃には黒字化を果たすことができたのです。

行政と連携しさまざまな委託事業を受託

当時としては珍しく精神科に対応したことや24時間対応をしていたことなどに加えて、私たちのステーションの特徴は福祉にも強かったことと行政との連携が取れていたことです。訪問看護は医療の専門職ですから福祉には明るくないことが多いなかで、私たちのグループは私自身が長い間社会福祉法人で経験を積んでいたため、医療も福祉も両方に対応できるのが強みといえました。

また、福祉分野に長く関わってきたことや円を開設する際に私自身が行政の担当者に挨拶回りなどを欠かさなかったことから、開設当初から行政としっかり連携できたことも強みとなりました。実際に円の開所式を開いたときは、八王子市の生活福祉課の担当係長が真っ先に駆けつけてくれて開所式に参加してくれました。

これは私自身の経験からいえることですが、行政は常に精神疾患のある患者をはじめとした難しいケースをいくつも抱えていて、そこに関わってくれる専門職を必要としているのです。ですから看護師側から積極的に行政と関わりをもっていけば、行政のほうはウエルカムでこれもやってほしいあれもやってほしいと協力体制ができていきます。

私は行政と積極的に連携をしていったので、行政の担当者からの信頼を得ることができていくつもの委託事業を受けることにつながっていきました。例えば開所翌年の2006年には八王子市居宅生活安定化自立支援委託事業を受託しました。これは精神的な問題によって日常生活を送ることができず、安定した社会生活が営めない生活保護受給者に対して、専門的な支援を行うことで社会生活や自立をサポートするための事業です。メンタルに課題があるのに受診できていない人や引きこもり、認知症などで社会生活や自立が難しい人に対して、家庭訪問をしたり医療機関や関係機関につなげたり、受診や買い物同行などさまざまな支援を行います。この事業は2006年から現在に至るまで継続して受託しています。

八王子市だけではなく東京都からの委託事業も多く受託しました。例えば東京都精神科訪問看護推進事業や退院促進コーディネート事業、精神障害者地域移行促進事業、民間事業者活用型短期宿泊事業などです。このように行政と深く連携することで、医療と福祉の両面から患者・利用者をサポートすることができたほか、訪問看護だけではなく幅広い関係機関と連携して利用者をサポートすることが可能になりました。

なお、私は他の訪問看護ステーションから新規の訪問依頼が来ないという相談を受けることがありますが、そのような相談をしてくるステーションは自分たちだけで閉じられた活動をしていて、行政などとつながっていないケースがあるように感じます。行政は常に難しいケースを抱えていてそこに関わる専門家を求めているので、新規の依頼が来ないと悩んでいるステーションの管理者は、積極的に行政と関わってみると新しい道が開けるのではないかと思います。

精神科病院との連携を一緒に考える

こうして地域での活動を広げていくなかで感じたことは、病院内における医療と地域における医療には大きな温度差があるということです。例えば同じ一人の患者を診ていたとしても、病院の看護師は「この人はまだ自分で薬を飲めないから退院できない」など、さまざまな理由をつけて退院が難しいと判断します。しかし病院側の意見ではとても退院できないような人であっても、私たちの感覚では本人ができない部分だけサポートしてあげれば十分地域で暮らせるような人もたくさんいます。そこには病院と地域で活動する私たちとの間に、非常に大きな温度差を感じました。

ただ、病院との連携を図るうえで私が何よりも大切にしていたことは、決して病院を批判しないということです。なぜなら私たちと方針や考え方が違ったとしても、病院は病院でやはり患者のことを考えているからこその意見や結論だということも理解しているからです。そのことを理解しないで互いを批判し合っていては、決して良好な連携体制など築くことはできません。そして病院と地域が連携を取れないと、結局のところ迷惑を被るのは患者や利用者になるのです。

そのため私は決して病院のやり方を一方的に批判せず、むしろどうすれば患者を退院させられるかを病院の看護師たちと一緒になって考えることに力を入れました。例えば薬の管理ができない人がいたら、薬を飲む回数や種類を工夫することで飲めるようになることもあります。そのようなことを病院と一緒になって話し合うことで、できるだけ対立せずに患者が地域へ移行できるように配慮したのです。

福祉と医療の両方をやっていくと新規の依頼がどんどん増えていき、精神科の訪問看護に対する社会的な認知度も高くなっていきました。それにつれて家族会などから自分の地域にも訪問看護ステーションをつくってほしいという要望も寄せられて、その声に応える形で私たちは次々と新たなステーションを開設していきました。一時期は文字どおり右肩上がりにステーション数も増えていきましたが、それは私たちが望んで規模を拡大したというよりは患者や家族のニーズに対応していって今の形になったという要素が強いと感じています。

地域連携がなくては精神科訪問看護は活動不可能に

こうして患者や家族の声に応える形でいくつものステーションを立ち上げていくのと並行し、精神疾患のある親子を丸ごとサポートするPCG事業やその人らしさを引き出して支援するTACTチーム・ピアサポートグループなど、私たちはいくつもの独自の取り組みを重ねてきました。

訪問看護で出会った利用者の特徴は、長期間入院していた人や入退院を繰り返している人、身体に合併症がある人、長期間引きこもっていた人、介護や看護の主体となるキーパーソンが不在の人、高齢者や子どもに対する虐待が絡んでいる人、「多問題家族」と呼ばれる複数の課題を抱えている世帯の人、必要な支援が届いていない社会的無支援と呼ばれる人などでした。

また、精神疾患患者は保健所や市の障害福祉課、生活福祉課といった行政からの依頼が多いという特徴があります。こうした行政からの依頼の多くは、近隣への迷惑行為があったり医療継続ができなかったり、あるいは依存症など対応困難な人が多く、リスクが高いことが多い印象がありました。

精神科訪問看護は、地域連携なしには成し遂げることができません。私たちは精神科病院やクリニック、保健所や生活福祉課、子ども家庭支援センターなどの行政組織、社会福祉施設、介護保険関係など多様な機関と関わりながら訪問看護を行っています。

主治医からダイレクトに訪問看護の依頼が来た場合、利用者との関わりは主治医のみなので、初回の訪問では初対面の看護師がドアを開けてもらうところからスタートします。それは決して簡単なことではありません。利用者は病気を患っていてすぐに看護師と信頼関係を築くことができないので、例えば訪問してみてもドアに「今、宇宙に行っています」「宇宙船がガス欠で帰ることができません」などと貼り紙がされていてドアを開けてもらえなかったこともあります。

なんとか家に入ることができると今度は、利用者が抱えているさまざまな課題に直面します。重篤な合併症を抱えていたり大量に薬を飲んでしまっていたり、母子家庭で母親がリストカットを繰り返していたり、そうした環境下で情緒が不安定になった幼児がいたりなど、その問題は実に多様で複雑です。こうしたときは訪問看護師だけの力で利用者に関わることは困難なので、看護師はマネジメント役を担って必要な社会資源につなげていって、地域の関係機関や他職種と連携を取りながら利用者を支えるように工夫します。

主治医からダイレクトに受けた依頼ではなく、行政の保健師や病院の精神保健福祉士などがキーパーソンとなって入院中から関わって、退院準備のプロセスとして訪問看護師を紹介してくれることもあります。この場合は退院前からケースカンファレンスなどに参加したり自宅に保健師が同行してくれたりなど、丁寧な連携を取ることで退院後の地域支援がうまくいくことが多いと感じています。

おしゃれが大好きで有名歌手の愛人という妄想をもっていたAさん

地域への訪問では、印象深い利用者に何人も出会ってきました。例えばAさんはある世界的に有名な歌手の大ファンで、自分はその歌手の愛人であるという妄想のなかに生きていました。毎日大音量でその歌手のCDをかけては踊るのですが、不思議なことにいつでも全裸になって踊るのが習慣でした。どうもこのとき、Aさんの頭のなかではAさん自身の肉体が若い頃にタイムスリップして、その有名歌手と一体になっているようでした。

毎日決まった時間になると大音量で音楽を流すので、近隣住民からは常にクレームの的になってもいました。ドアにはおそらく近隣住民が貼ったのだろう貼り紙がたくさんあって、それぞれに「うるさい」「出て行け」などと文句が書き連ねてありました。しかしそれでもAさんはお構いなしで、有名歌手と一体になれる自分の妄想のなかでいつも過ごしているような毎日だったのです。どうも近隣住民からのクレームなどはAさんの頭のなかでは、有名歌手と愛人関係にある自分に対する、世間からの嫉妬や中傷というように変換されているようにも感じられました。

Aさんはとてもおしゃれな人で、毎日きちんとお化粧をして私たちを迎えてくれました。あるとき、スタッフがAさん宅を訪問した際に、いつもきれいなお化粧をしていると褒めたことがありました。するとAさんの目が輝きだし、もし化粧に興味があるのであれば自分がやってあげようと言って、急に表情がいきいきとしだしたのです。

スタッフがうなずくと、Aさんは「顔を貸しなさい！」と言って年季の入った化粧品を取り出すと、スタッフの眼鏡を外して顔に色鮮やかな口紅やおしろいなどの化粧品を塗り始めました。取り出した化粧品はかなり年季の入ったものばかりで顔につけるのは少々ためらわれましたが、いきいきと手を動かすAさんの様子を見るのがうれしくてスタッフはされるがままにAさんに化粧をしてもらったそうです。化粧をしているときのAさんは実に楽しそうで、近所の人に嫌がらせをされて困っている話や同居する夫に関する不満、自分の昔話などさまざまな話を聞かせてくれたのです。化粧をし終わったスタッフの顔は、口紅が大きくはみ出すなど独特な仕上がりではありましたが、この出来事以来Aさんと私たちはすっかり距離が縮まって仲良くなりました。

Aさんの異変に気づいたのは近隣住民だった

また正月に訪問したときは、Aさんは私たちに手料理を振る舞ってくれたこともありました。そのときも料理する環境としては必ずしも衛生的な環境ではなかったのですが、私たちはAさんの気持ちがありがたくて、少々の不衛生な点には目をつぶり、喜んでその料理を食べさせてもらっていました。

生活保護を受けながら療養する人も多いなかで、Ａさんは夫が仕事をしていたので医療費は自己負担分を支払っていました。するとＡさんはよく私たちにその金額を示し、それに見合うだけの仕事をするべきだと求めるようなことを言いました。看護師は普段あまりコストを意識しないで働く人も多いのですが、Ａさんのこうした忌憚のない物言いを聞いて、改めて自分たちの仕事のコストについて考えさせられたものです。

長く訪問看護として関わったのち、Ａさんは最後、病気のため自宅で亡くなりました。すでに夫に先立たれたあとのことで、自宅で一人亡くなっているＡさんの異変に気づいたのは、ほかならぬ普段クレームを言ってくる近隣住民たちでした。普段ならば大音量で音楽が流れてくる時間なのにＡさん宅が静かなままであることに対して不審に思った住民たちが、管理人や救急車を呼んでＡさんの異変に対応しましたが、そのときにはすでに帰らぬ人になっていたのです。

Ａさんには身寄りがなかったので、医療関係者やヘルパー、私たち訪問看護師が見守るなかで荼毘に付されました。自宅で倒れたときもＡさんの手は大好きな歌手のポスターを握りしめていたとのことで、私たちは天国で大好きな歌手と一緒に踊るAさんを思い浮かべながら最後の見送りをしたのです。

押し入れから一歩も出てこないBさん宅の訪問

このほかにも自宅の押し入れから一歩も出てこずに、私たちに顔を見せることなく毎回の訪問を行っていたBさんもいました。Bさんは看護師が訪問すると毎回、挨拶とともに歓迎するような発言をするのですが、決して看護師の前に姿を現そうとはしませんでした。いつも押し入れの中に入っていて、そこから一歩も出ようとはしなかったのです。

自宅の部屋はいわゆるゴミ屋敷という状態で天井までゴミが積もっていて、保険証などを探して近くの引き出しを開けるとそこには大量のゴキブリが発生しているような状態でした。Bさんはそうした部屋の中で、いつも押し入れに閉じこもっていました。押し入れのふすまにはなぜか「自分」とだけ書かれた、大量の貼り紙が貼られているという奇妙な部屋で過ごしていたのです。

決して姿を見せることのないBさんでしたが、看護師の訪問を拒否する様子はありませんでした。閉じこもっている押し入れのふすまにはちょうど腕1本分の穴が空いていて、いつもそこから腕を出しては血圧などを測っていました。

私たちはBさんの顔を直接見ることはないまま、6年ほど訪問を続けていました。そうして迎えたのが2011年3月11日の東日本大震災です。この日、自宅で被災したBさんは大量の荷物の下敷きになって意識を失っていました。大量の荷物の下からBさんを助け出した私たちは、そのとき初めてBさんの素顔を見ることができたのです。Bさんの住むアパートは地震で半壊し、住める状態ではなくなってしまいました。そのためBさんは私たちの運営するグループホームに入所することになりました。その後もBさんへの訪問は続きましたが、Bさんはグループホームへ移ってからも相変わらず押し入れに閉じこもり、看護師に直接姿を見せることはほとんどありませんでした。

「お母さんのいる家と施設の2つの家がある」という子どもたち

行政の依頼や医師の指示である利用者宅を訪問するとそこには幼い子どもがいて、訪問看護が母親と子どもの両方に関わる必要があることもありました。Cさんには施設で暮らす息子が1人いて、息子は普段施設で暮らしながらCさんが暮らす自宅にも時々帰ってくるという生活を送っていました。

息子は2歳から施設で暮らしていましたが、あるときCさんが施設から息子を引き取って自宅で一緒に暮らし始めたことがありました。しかし同居する男性が息子に暴力を振るったり、それがきっかけでCさんの体調が悪化したりするなどさまざまな原因から、息子は再び施設で暮らすようになりました。私たちが訪問するようになった頃は、息子は「自分には施設と母親の自宅の2つの家がある」という理解をするようになっていました。私たちはCさん親子を支えるために、息子がCさん宅に帰るときに合わせて訪問することもよくあったのです。

施設で長く暮らす子どもたちは、施設生活が染みついていて親が暮らす自宅になじまないことがあります。その場合、子どもは施設を自宅だと思って母親が暮らす家に来るときは「お邪魔します」と言い、施設に帰ると「ただいま」と挨拶をすることもあります。長く離れていると、受け入れる母親のほうもすぐには自然な対応ができないこともあります。Cさんとは別の親子のケースですが、15年もの間施設で過ごした娘を久しぶりに自宅へ受け入れるときに、不安で訪問看護師に一緒についていてほしいという利用者もいました。このとき、看護師は別の仕事で遅れていてすぐに駆けつけることができなかったのですが、利用者は娘になんという言葉をかけていいのか分からずに動揺していました。「普通の会話」ができずに悩む利用者に、訪問看護師が、帰ってきた子にはただおかえりと言えばいいのだというアドバイスをしたのを今も覚えています。

医療と福祉が一緒に活動することの難しさ

私たちが訪問看護ステーションをつくったそもそもの目的は、地域に不足する医療を補って、病院と地域をつなぐ懸け橋となることです。そのため一般的には別々の活動になりがちな医療と福祉についても、決して両者を切り分けることなく両輪として活動を続けてきました。

この志は今も変わらないのですが、グループの規模を拡大していく一方で、医療と福祉の両方をもつことが足かせになるシーンも出てきました。開所から何年も経ち、複数の訪問看護ステーションやグループホームなどを開設していくと、いつしかスタッフは100人を超えて規模としては決して小さいとはいえない組織になっていました。そうすると事業をさらに組織化して、就業規則などもしっかり整備していく必要が出てきます。しかし医療と福祉では成り立ちが異なるため、どうしても両者を一緒に運営していくことが難しいシーンも増えていったのです。

例えば報酬体系一つとってもまるで異なります。訪問看護は医療なので診療報酬の枠組みで仕事を行い、利用者宅を訪問すればするほど報酬がついてきます。これに対して福祉の領域はそのようにはなっていないため、どうしても努力が金銭的対価に結びつきにくいという事情があります。一般的に福祉は金銭的対価が得られにくい分、社会福祉法人などは原則として法人税がかからないなどの優遇措置があるのです。

ところが私たちは民間の団体としてやっているため、社会福祉法人のような税制の優遇措置は受けられません。民間の団体でありながら福祉の仕事をやっているため、収益についてはどうしても医療のほうにおんぶに抱っこの状態となってしまいました。これについてはやはり、福祉は福祉でもっと選ばれる事業者となるべく創意工夫が必要だと感じることもあったのです。

誤解を恐れずにいえば、医療と福祉では抱えるリスクがそもそも大きく異なるという視点もあります。例えば訪問看護は訪問先で患者の死に対面するリスクもはらんでいるなど、福祉に比べれば抱えるリスクが大きいという特徴があります。私たちのグループでは福祉の人もさまざまな場面を経験しますが、一般的には医療は人の死に直面するリスクがあるのに対して、福祉の人は医療に比べればそのようなリスクは少ないといえます。

あるいは看護師の業務は一歩間違えば患者や利用者の命に関わることもあるのに対して、福祉のほうが命に直結する業務は少ないともいえます。そのため利用者から入るクレームも、自ずと福祉に対するクレームよりも医療に対するクレームのほうが重くなりがちという傾向があります。

この違いは最初の頃はあまり意識しなかったものの、活動を続けるなかでどうしても避けて通ることはできないと考えるようになりました。やはり背負っているリスクの大きさが違い過ぎるものを、同じように扱うことは無理があると思うようになったのです。

このように規模が大きくなるにつれて、医療と福祉を同時にやっていくことが難しいと感じるようになっていきました。またちょうどこの頃は開所から10年近くが経過するようになり、組織の次の展開を考えなければならない時期にもさしかかっていたのです。組織を次の人に引き継ぐにあたっては、できるだけ分かりやすくシンプルにしたほうがいいとも考えるようになったのです。

第4章

ACTの取り組み、行政との連携、ピアサポーターの雇用……すべては「その人らしい生活」を支援するために

その人らしい生活を支援するTACTとは

多摩地域に根を張り、医療と福祉の両方にまたがって精神疾患のある人たちをサポートしつつ、私たちはいくつもの独自の活動に取り組んできました。そのうちの一つが「TACT」チームです。これは、包括型地域生活支援プログラムACT（Assertive Community Treatment）に立川の「T」を付けた私たちの造語です。

ACTとは、精神疾患のある人であっても地域社会のなかでその人らしい生活を送れるように支援を提供するケアマネジメントモデルのことです。統合失調症や双極性障害などの精神疾患によって入退院を繰り返していたり長期入院を余儀なくされていたりする人に対して、医師や看護師、ソーシャルワーカー、心理士、作業療法士など多職種によるサポートを行います。もともとはアメリカで始まったモデルで、その後多くの国へと普及していきました。ACTに基づくサービスは訪問看護をはじめとする医療的支援から住居探しなどの生活支援、地域社会とのつながり方の支援など実に多岐にわたります。

日本では精神疾患のある人に対する入院治療がいまだ多くを占めていますが、海外では入院治療は限定的に行われ、外来通院と地域のなかで精神疾患のある人を看ていくというのが主流になっています。そうしたなかでACTの取り組みは再発リスクを下げることや医療費の抑制、本人の生活の満足度向上などに効果があると分かってきて、近年注目を集めるようになってきました。

入院治療を中心とした医療では、そもそも患者を管理することによって治療を行うというのが基本です。状態が悪化すれば入院になりますし、さらにひどいときには隔離室のような部屋で過ごすこともあります。そこで行われる医療には、とにかく薬をきちんと飲む、夜は決まった時間に寝る、食事は何時に食べ、食事量もチェックする、持ち物やたばこを制限するなど管理的な要素が多分に含まれています。起床時間から食事時間、消灯時間など一日のスケジュールに始まって、何曜日の何時は入浴、何曜日の何時は寝具交換など1週間単位のスケジュールもすべてが管理されています。このように規則と管理中心で治療を行うのが、病院で行われている治療、医療モデルというものです。

患者の自由を尊重し、その人らしい暮らしを支える

もちろんこうしたルールはすべて病気を治療するために、体調や精神の安定のために必要なことですが、これらは地域で過ごしているとすべて本人任せとなります。ところが訪問看護のなかにも、病院内でのやり方をそのまま地域へもってきたようなスタイルのところが少なくありません。利用者が過ごしているのは病院ではなく地域であり自宅であるにもかかわらず、まるで病院内にいるのと同じように薬をきちんと飲めているか、飲み残しはないか、何時間寝ているか、3食きちんと食べているかなどをチェックするような訪問看護になってしまうのです。

これについては賛否両論あるのですが、患者であっても地域で暮らしている人であるので、自由が尊重されるべきだと私たちは考えています。自宅であれば誰しも夜更かししたいときがあると思いますし、反対に昼まで寝てしまう日だってあるはずです。食事にしても必ず毎日3食食べるというわけではありません。好きなおかずがありついつい食べ過ぎ

る日もあれば、食欲が湧かなくてスープだけで済ませる日もあるのが普通の暮らしだと思います。そうしたことも含めて人間らしさであり、その人らしさだと私たちは考えているからです。

医療の視点からすれば十分な量でバランスの取れた食事は治療のためには望ましく、患者に求めるものです。病院では治療をするのが目的ですからその治療が物事の中心（イルネスセンタード）にあって、それに患者本人を合わせていくのです。これに対して私たちの考え方は正反対で、必ず中心にくるのは患者本人（パーソンセンタード）です。患者本人がどうありたいか、どうなりたいかという希望を尊重しながら寄り添って支援していくのが私たちのやり方なのです。

夢や希望に向かう過程を応援する

病院では病気の治療や病状の安定を目標としますが、私たちは本人が夢や希望に向かって進んでいく道筋を応援することが目標です。この視点は病院には決してないものです。

もちろん病院には病院にしかできない役割があり、患者を管理するのも治療上の必要があってのことです。しかしどうしても管理中心の病院では、患者のやりたいことを応援するリカバリー志向などには取り組みにくいという事情もあるのです。

病院と地域の違いで分かりやすい例として、病院内で行うデイケアでの取り組みで比較したいと思います。自分で料理を作って食べるというのは退院して地域で暮らすときには必要なスキルですし、料理そのものも作業療法になるため病院のデイケアなどでも行うことがあります。

病院内で行う料理は、切れ味の良い包丁や使いやすい鍋にフライパン、さらには茶碗や皿など必要な物がひととおりそろった環境下での料理です。病院によってはIH調理器などがそろえられていて、いっさい火を使わずに料理ができるところもあります。そのように必要な機材がそろっている環境で、皆で買い物に行って食材を買っておいしい料理を作るのです。また、このときの食材の買い物は治療の一環として行うため、医療費の一部を使って行われます。

ところが私たちが地域で患者宅を訪問した場合、このように必要な調理道具がすべてそろっていて食材もあるなかで料理することなどほとんどあり得ません。切れ味が悪く満足に切ることもできない包丁が1本しかなかったり、古い鍋が1つだけでそれを使い回してあらゆる料理を作らなければならなかったりといった状況が当たり前のようにあるのです。また病院で治療の一環として行うわけではなく日々の生活ですから、買い物は利用者が自分で支払わなければならず、十分な食材を買いそろえることができないこともよくあります。

このように病院とは異なる状況で、訪問看護にはなんとか患者の役に立つことを考え抜くスキルが求められます。すべてが用意された空間のなかで料理をする病院と、限られた環境のなかで何ができるかを考えて患者と一緒にそれを実行していく地域とではそもそものスタンスが大きく異なるのです。

あるいは患者のやりたいことをサポートするにしても、病院の中と地域とでは大きく方法が異なります。例えば病院でも患者に何がしたいかと尋ねることはありますが、患者は病院に用意されたもののなかからやりたいことを選ばなければなりません。病院にボールとグローブがあれば、これでキャッチボールをしようなどとなるわけです。これに対して私たちは、例えば近所の公園や河原を散歩したり買い物をしたり、時にはバッティングセンターに行ってみたりなどさまざまなことをしながら、その人がやりたいことを見つけていきます。

限られた環境のなかでどうやって支えるか知恵を絞る

地域で患者を支えるということは、患者の住んでいる環境でどうすればその人らしく暮らせるか、その人の望んでいることは何かを探していくことだといえます。そしてその人のやりたいことが見つかれば、限られた環境下でどうやってそれを実現できるか知恵を絞って考えるのです。

病院で行われていた医療中心のやり方をそのまま地域へもってきたような訪問看護が多いなか、私たちは早くからこうした利用者中心の訪問看護を行ってきました。こうした利用者中心の地域におけるサポートはまさしくACTそのものですが、まだACTという言葉が普及する前から私たちはこうした考え方に基づいて活動を続けてきたのです。

もともとACTの考え方を地域における訪問看護に取り入れていた私たちですが、それを「TACT」という形にしたのは、今は訪問看護ステーション鈴《りん》にいる原子《はらこ》所長でした。彼はもともと国立精神・神経センター国府台病院（現・国立国際医療研究センター国府台病院）で、ACT臨床チームで研究事業を行っていた人です。私と原子は、原子が同センターの研究事業終了後に、利用者を引き続き支援するための訪問看護ステーション立ち上げを模索しているときに知り合いました。私たちがACTの概念が根づく前から同様の考え方で活動を展開していると知って、原子は訪問看護ステーションを立ち上げたあとそこを退職して私たちと一緒に働くためにやって来てくれたのでした。

TACT活動による取り組みはいくつもありますが、例えば原子が関わった患者で次のようなケースがありました。その患者は医療観察法の対象の人でした。医療観察法とは精神疾患のため善悪の区別がつかない状態で刑事事件を起こしてしまった人が、罪に問われることなく治療を受けながら社会復帰を目指すことを定めた法律です。

彼女は入院中につらくなったらその対処法として体育館でバレーボールをすると気分が晴れると言っていました。しかし退院後、地域に出るとすぐにバレーボールができる環境というのはなかなかありません。また病院では治療の一環として行うためすぐに人数も集まりますが、地域では訪問看護師とその人の2人でバレーボールをするのも難しく、何かほかの方法を考えなければなりませんでした。

そこで原子は彼女と一緒にあちこち散歩したり喫茶店でお茶を飲んでみたり、あるいは花を買ってみたりなどさまざまな体験を通して、彼女は体育館で行うバレーボールと同じように気分が晴れることに気づきました。これらは人数を集める必要も広い場所を用意する必要もありません。このことを発見してからは、彼女が不安定になるといつでも気軽に気分転換することが可能になりました。

強みや得意なことにアプローチするストレングスという方法

ここで大切なことは、精神疾患があり長い間治療を受けてきた人たちは、自分の願いや希望を口に出すことが非常に難しいということです。私たちは最終的には利用者の夢や希望、願いを引き出してそれに向かって歩みを進めることになるのですが、この夢や希望を引き出すのは簡単なことではありません。

なぜなら彼らは病気になってからずっと、あれもダメこれもダメとさまざまなことを禁止・制限されて過ごしてきているからです。禁止されたりルールを押しつけられたりすることはあっても、希望や願いを聞かれること自体がほとんどないような暮らしをしてきているのが精神疾患のある人たちなのです。そのような人たちに突然、やりたいことは何かと聞いても、戸惑わせてしまうだけであることがほとんどです。

そのため私たちはストレングス、つまりその人の強みや得意なことにアプローチするという方法を大切にしています。ストレングスというのは福祉の世界でよく使われる言葉で、その人の強みや長所、特技、スキルなどを意味します。私たちは患者や利用者との対話やさまざまな関わりを通して、その人のストレングスを確認していきます。

対話を通して本人について理解を深めるうちに、例えば音楽が好きな人で特にロックが好きだと分かったり、料理が好きで料理教室に通ったことがあることが分かったりなど、その人についての理解が深まります。得意なことや好きなことについての情報がいくつも集まってくるなかで、こちらから「これを一緒にやってみてはどうだろうか」と提案することもあれば、利用者から「もう一度、ドラムを叩きたい」「ギターの演奏をして、みんなに聞いてもらいたい」などの希望が出てくることもあるのです。

患者や利用者の願望を引き出すのは簡単ではない

言葉にすると簡単なように思えるかもしれませんが、こうした心の底にある希望を引き出すのは簡単なことではなく、実際には非常に長い時間がかかることがほとんどです。おそらく長い入院生活などで何かを禁止されることに慣れ過ぎて、自分の意思や希望を自由に伝えることが少なかったせいだと思います。

しかしいろいろなやり取りをするなかで少しずつ思考が活性化していき、昔やって楽しかったことやもう一度やってみたいことなどを本人の口から聞けるようになることがあります。そのような本音を聞くことができたら、私たちはそれを叶えるために一緒にどうすればいいのかを考えて実行に移します。これこそが本人の回復への第一歩となるのです。

目標に向かって行動を始めたとしても、トントン拍子でうまくいくこともあれば、途中でやっぱりできないとなることもあります。うまくいかないと思えば、また別の道に進んでいくこともあると思います。私たちはうまくいっても別の道を選び直すことになっても、どちらでも構わないと思っていますしどちらでも同じように応援していきます。そうするうちに、次第に「次はこれをやりたい」「やっぱりこっちを試してみたい」と本人の希望がどんどん湧いてくることもあるからです。このような支援は病院では難しく、地域だからこそ可能な回復への道筋なのです。

オリンピックの出場を目指して一緒にトレーニング

こうした手法を取り入れて原子を中心として私たちが関わった利用者に、オリンピックへの出場が夢だという人がいました。その利用者は非常に足が速くて、訪問看護が入り始めた当時ですでに40歳を過ぎていたのですが、日本代表としてオリンピックの短距離走に出たいという夢を語ってくれたのです。彼は子どもの頃にいじめられるなど不遇な生い立ちを背負っていて、オリンピックに出て周囲に認められたいという思いを強く抱いていたのでした。

彼からこの希望を聞くと、私たちは彼の夢を応援するためにすぐさま行動に取り掛かりました。彼は自分一人でもずっとトレーニングをしていたのですが、それは単に電車が走っている横を1人で走り続けるというだけのものでした。そこで一緒にランニングシューズを買いに行って、競技場の短距離コースを利用し実践さながらの環境で練習しました。また、どうすればベストなコンディションをつくり出せるかを一緒に考えて食生活の改善にまで取り組んだのです。

こうした取り組みを続けて、私たちはオリンピックに出たいという彼の夢を真剣に応援し続けました。結果は残念ながら予選で落ちてしまったのですが、この取り組みを通して彼と原子たちは非常に深い関係性を築くことができたのです。

彼はどうしても服薬を嫌がる傾向があり、そのため体調は時間とともに悪化していきました。体調の悪化とともに病院の受診も拒否して市役所の人が訪問することも拒否するなど、周囲のサポートを次々にシャットアウトしていきました。しかし、原子だけは彼のところを訪問し続けることができたのです。最終的には入院することにはなりましたが、彼は最後まで原子を通して周囲との関わりを断つことなく過ごすことができました。これはまさしく、ＴＡＣＴによる取り組みで深い信頼関係を築くことができたからにほかならないと考えています。

20年ぶりに思い出のラーメンを食べる

ほかにもＴＡＣＴを通して関係性を築くことができたエピソードがあります。過去２年間のほとんどを強制的な入院である措置入院で過ごした利用者がいました。この利用者は最初、私たちが訪問看護に入ることも強く拒否していました。おそらく外部からの接触のすべてに対して、強い抵抗感があったのだと思います。

しかし私たちは、拒否されても根気強く訪問して関わりを続けていきました。例えば彼がコーヒー好きだと知ったら一緒にコーヒーを飲んだり、映画が好きだと聞けばタブレットを持参して一緒に映画を楽しんだりしました。あるとき彼の母親から幼少期に行ったというラーメン屋さんの思い出話を聞いたので、そのラーメン屋さんに一緒に行って20年ぶりにそのラーメンを食べたこともありました。そうこうするうちに、少しずつ彼の態度も柔らかくなっていったのです。

最初の頃は「今すぐ帰れ！」や「訪問看護の契約など絶対にしない」と騒いでいたものが、次第に「次はいつ来てくれるのか」と聞いてきたり、訪問回数を増やしてほしいとまで言ってきたりするようになっていきました。そのように時間をかけて関係性を築いていくことで、いつしか私たちが訪問看護に行くのを楽しみに待っていてくれるようになり、気づけばその後何年も入院しないで済むようになっていたのです。実は彼は両親と一緒に暮らしたいという夢をもっていたのですが、訪問看護を利用することでそれが叶ったのでした。

訪問看護が入ることによって、その利用者の親子関係にも変化が見られました。もともと同居する母親に対して暴力や暴言がひどく、母親は大変な思いをしていました。ところが訪問看護が入ることによって関心の対象が外へ向くようになったのだと思います。親に対して、暴言を吐いたり暴力を振るったりするようなことがなくなっていきました。本人が暴れるため親が病院に連れて行くことができず、それまではパトカーで病院へ連れて行くというようなこともありましたが、暴力や暴言がなくなったので親が病院に連れて行けるようになるなど、自宅での親子関係も良い方向に変化していったのです。

息子を選挙に連れて行きたいという母の願いをサポート

また、一般的にはリカバリーとは患者や利用者本人のやりたいことを応援することを指しますが、リカバリーの対象は必ずしも本人だけとは限りません。この人のケースでは母親にも叶えたい希望がありました。母親がもっていた希望とは、本人を選挙に連れて行きたいということでした。

この人は成年後見制度を利用していたのですが、過去には成年後見制度の被後見人は選挙権がないという時代がありました。そのため成年後見制度を使っている人は、投票ができなかったのです。しかし公職選挙法の改正によって、ある時期から成年後見制度の被後見人にも選挙権が認められるようになったのでした。

母親は被後見人にも選挙権が認められるようになってからずっと、本人を選挙に連れて行きたいという願いを抱いていました。法律が変わって選挙に行けるようになったので、ぜひとも投票に連れて行って社会人としての役割を果たしてもらいたいと考えていたのです。ところが外に連れ出して暴れたり大声を出したりしたら、周囲に迷惑をかけてしまうと思って諦めてしまっていたのでした。

母親のこの願いを知ってから、私たちは本人を選挙に連れて行くための準備に取り掛かりました。家の中に模擬投票所をつくって投票用紙をたくさんコピーして、名前を書いて投票する練習を何度も一緒に行いました。そしていざ投票日当日を迎えました。本人は緊張するのか直前まで「行きたくない」「絶対に無理だ」などと言っていましたが、私たちが一緒について行くからなどいろいろと説得した結果、なんと母親と一緒に投票所へ行って生まれて初めて投票することができたのです。

その日、母親は目に涙を浮かべて「この子が初めて社会的な役割を果たすことができた」と言って喜んでいました。これは必ずしも病気のある本人を対象としたものではありませんが、立派なTACTの取り組みの一つでもあるのです。こうしたことは通常の医療の枠組みでは、とてもではありませんが叶えることができない患者や家族の願いです。

病院における医療のやり方をそのまま地域へもってきただけの訪問看護では、とても発想できない取り組みだと感じます。血圧や体温などを測って服薬状況を確認し、生活環境を整えるだけの訪問看護ではここまでの関わりをもつことはできませんし、患者や利用者との信頼関係も深まりません。何よりも通常の訪問看護では本人の願いを引き出してそれを応援し、生きる力を引き出すという発想はないはずです。そこが私たちの訪問看護の強みであり、大切にしている部分でもあるのです。

なお、かつて原子を中心につくったTACTチームですが今は特定のグループとしては活動をしていません。なぜならTACTの考え方自体が私たちのグループ全体に浸透してきたため、特別な活動として独立させる必要がなくなったからです。今は、円グループ全体にTACTの考え方や強みを引き出す取り組みが浸透していて、すべてのスタッフがこの理念に基づいて行動しています。私たちにとって患者の夢ややりたいことを応援し、それによって自立を促すことは、決して特別なことでもなんでもないといえるのです。

当事者であるピアスタッフも活躍

障害のある当事者（ピアスタッフ）を常時雇用し、ピアサポートグループが活動しているのも私たちの大きな特徴です。ピアとは「仲間」を意味します。一般的に、同じ課題や環境を体験する人同士が、対等な関係性の仲間として支え合うことをピアサポートといいます。精神科領域では、患者や利用者と同じように精神疾患がありながら活動する人のことをピアと呼びます。

私たちは円グループのなかにある地域活動支援センター連において、所属するピアスタッフ2人を中心にRPGというピアサポートグループを立ち上げてさまざまな活動を行ってきました。RPGと名付けたのはRen（連）・Peer Support（ピアサポート）・Group（グループ）の略であると同時に、ロールプレイングゲームのように「人生は冒険である」という意味も込められています。RPGに限らずですが、私たちはさまざまな活動のネーミングをいつも利用者から募集して決めています。このときもRPGという名称は職員が決めたのではなく利用者から案を募って、皆でこの名前に決めました。

私たちが行っているRPG活動には次のような4つの目的があります。

1　地域移行・地域定着の活動を行えるようになる
2　実習生や見学者に地域活動支援センター連の役割を説明できるようになる
3　地域での普及啓発活動を行う
4　フリートークの場を設ける

当事者が置き去りになっている状況を改善したい

近年、精神疾患のある人の地域移行が進められるなかで、ピアサポートによる活動にも注目が集まっています。私たちがもともとピアサポート活動を始めたきっかけは、２００５年の障害者自立支援法の成立前後にまでさかのぼります。障害者自立支援法によってそれまでは作業所と呼ばれていた活動が、就労継続支援Ａ・Ｂ型や就労移行支援などと大きく形を変えることになりました。

それ自体は障害のある人の就労をシステマティックに支えようという取り組みで歓迎すべきものなのですが、肝心の当事者たちが制度をしっかり理解できずに「自分たちがどうなってしまうのか分からない」という不安の声が当時たくさん聞こえてきました。制度がどんどん整っていくのに対して本人たちが中身もよく分からないままに、ただ言われるままに就労継続支援A型に行ったり就労継続支援B型に行ったりなど、当事者が置き去りのまま制度だけが進んでいく状況が起きていたのです。

そのような状況下で、制度が分からずに不安を感じていた利用者たちの声を受けて、まずは自分たちに関係のある制度を自分たちでしっかり勉強しようということで始まったのが私たちのピアサポートグループです。自分たちがおかれている状況をきちんと理解したうえで、自分たちで選択しようということで活動を始めたので、最初の頃はさまざまな勉強会が主な活動内容でした。当事者が置き去りになっている状況を改善するために、当事者向けの勉強会や家族向けの説明会に加えて、私たちのような事業者向け・関係者向けの説明会なども行いました。

マナーやルールを知れば地域で暮らしやすくなる

また勉強会をきっかけとして活動を展開するうちに、精神疾患によって長期入院している患者に対して、同じ病気や障害のある当事者目線で地域生活に関するさまざまな話をする活動も行うようになっていきました。精神疾患のある患者の地域移行や退院支援が求められる流れに対し、特に長期入院している患者は退院することに強い不安をもっています。そのためすでに地域で暮らしている患者や利用者の体験談を話すことで、不安を解消してほしいというニーズは高かったのだと思います。

当事者が参加するピアグループやピアカウンセリングなどの活動は、まだ日本ではそれほど普及しておらず、東京都でもまだそれほど活動が多くはありません。またすでに活動しているピアグループでも、多くの場合、当事者同士の話し合いの会であったり病院に行って体験談を話したりすることなどが中心だと聞いています。

これに対して私たちのピアグループ活動では、自分たちの体験談を話すだけではなく、より踏み込んだ支援をしているのが特徴です。病院に行って地域での暮らしを話すところは同じですが、例えばアパートを借りるにはどうするか、地域で一人暮らしをするにはいくらかかるのか、お金は障害年金なのか生活保護なのか、生活保護ならばだいたい月にいくらくらいになるなど、より具体的なアドバイスも行います。

また生活面でも退院に向けたサポートを行います。例えば日本に昔からある「向こう三軒両隣」などという言葉を説明しながら、家の前を掃くときはついでに隣の家の前も軽く掃いておくといいなどちょっとしたマナーも伝えます。このように日常生活を送るうえで知っておくといいマナーやルールについてアドバイスすることで、その人が地域に出たときに少しでも暮らしやすく生きやすくなればいいと思いながらこうしたことを伝えているのです。

退院に向けた準備として、私たちのところのピアスタッフやピアサポーターがファミリーレストランについて行ったこともありました。そのとき、患者はビニール袋にバスの代金をおつりがないようにきっちり入れて持ってきて、ファミリーレストランではドリンクバーだけ注文して、やはりおつりがないようにビニール袋からお金を出して払うということがありました。

このようなことも、地域で暮らすうえでは変えていきたい部分です。おつりをもらうやり取りでトラブルになるのを避けようと、いちいち目的別に小分けにした袋からお金を出すのは、見慣れない人からすれば不自然に映ります。それならばむしろ財布に1000円札を入れて行っておつりをもらったり両替したりする練習をしたほうが、地域で暮らすには役立つはずです。

そのため私たちのピアグループでは実際にレストランに行ってみたりするほかに、大きな模造紙にスーパーの絵を描いて買い物の仕方を具体的に教えるなど、実際に役立つ取り組みをいくつも行っています。細かいところではスーパーは夕方になると割引になったり半額になったりすることまで教えて、その人ができるだけ地域になじむようにサポートしているのです。

関係者からも注目が集まるピアスタッフの常勤雇用

これらの取り組みに加えて、私たちのピアサポート活動の大きな特徴として、当事者自身をピアスタッフとして雇用しているということがあります。ほかの事業所で当事者を雇用しているところもゼロではありませんが、そのようなところはほとんどが非常勤スタッフとしての雇用です。それに対して私たちのところでは当事者をピアスタッフとして常勤雇用しているのが最大の特徴といえます。

今、地域活動支援センター連には常勤のピアスタッフがいます。彼女はもともと当事者としてピアサポート活動に参加していましたが、今はセンターの常勤スタッフとしてほかのスタッフとまったく同じ業務をこなしています。同じ業務をしていますから当然のことながら雇用体系も給与体系も、完全にほかのスタッフと同じになっています。

彼女はもともと月に15日程度派遣の仕事をしながら、月に2回はピアサポートグループの活動にも参加するなど仕事とピアサポートの活動を両立していました。最初の頃はグループに参加しても仲間内で話すだけだったのですが、少しずつ役割を果たすようになり、皆の発言をまとめたり発表したりするようになっていったのです。すると役割をもてたことは、彼女にとっても励みになったようです。自分たちの活動をまとめた報告会のような場所で発表したときは「初めて報告する側に回ることができた」ととても喜んで、やりがいを感じているようでした。

2018年4月当初スタッフになったばかりの頃は、週に3回など非常勤でスタートしました。そこから少しずつ勤務時間を増やしていって本人も周囲も問題がなかったので、2021年10月からは完全にフルタイムの常勤雇用となりました。

ピアスタッフの雇用については国や自治体も推進したいと思っており、強い興味をもっているようですが、実際にはまだほとんど進んでいません。これについては受け入れる側がしっかり受け入れ体制を整えて、ピアスタッフとして活動できるかどうかを見極めなければならないと感じています。私たちのところでは地域活動支援センター連の所長が体制を整えているので可能になっているのだと思います。

こうした試み自体は、当事者にとっても良い効果を生むことが期待できると思います。実際に彼女も「病気を抱えながらもスタッフになれたことで、生きる張り合いになった」と語っていました。当事者だからこそ気づくことができる視点はたくさんありますし、また当事者同士だからこそ相談しやすいというメリットも非常に大きいと思っています。

ピアスタッフもほかのスタッフも育成方法に変わりなし

また、私たち福祉の領域には精神保健福祉士や社会福祉士などの資格があり、これらの資格をもつスタッフには資格手当がつきます。そうしたなかでピアスタッフもその人にしかできない誰にも代え難い仕事をしているという意味において、一種の資格だと私たちはとらえています。

今、多くの事業所がピアスタッフの雇用に興味をもっていて、見学に来る事業所もたくさんあります。その際には「どうすれば当事者をピアスタッフとして雇うことができるのですか」と質問を受けますが、私たちはピアスタッフを雇用できるかどうかは事業者次第だと考えています。雇用できない問題があるとすれば、それはピアスタッフに問題があるのではなく事業者の受け止め方に問題があるのです。

また、自分の事業所にはスタッフとして雇えるような当事者がいないといわれることもあります。しかし私たちと働くピアスタッフだって、最初は純粋に利用者として活動に参加していて、時には不安になったり泣きだしたりすることだってあったのです。それでも彼女にしかできないことがあり、そこを伸ばしつつ苦手なところは周囲がサポートするというのは、ほかのスタッフを育成することとなんら変わりはないはずだと私たちは考えています。

私たちはピアスタッフのことを特別扱いするのではなく、ほかの新人スタッフと同様にとらえて丸ごと受け止めるように配慮しています。ごく普通の新人スタッフだとしても、得意なことがあれば不得意なこともあるはずです。得意なところを伸ばして不得意なところを補ってやるのは、ほかのスタッフもピアスタッフもまったく同じだと思っているからです。

ただ気をつけなければならないのは、当事者（ピア）として見るのかスタッフとして見るのか、ブレないようには意識しています。私たちは相手をピアではなくスタッフの一員として見ているので、ほかのスタッフと比べて特別に見ることもありませんし、接し方は何も変わることはないのです。ほかの事業所から質問があったときはそのように伝えていますが、なかなかピアスタッフもほかのスタッフも同じであるということは理解してもらうことが難しいようです。

2021年からピアサポート体制加算といって、一定の条件を満たしたピアスタッフがいる事業所に対するサービス報酬の上乗せが始まったことから、最近は非常にピアスタッフやピアサポーターに対する関心が高まっているように感じます。こうしたなかでピアの資格化について言及されたり、利用者からはピアの資格を取れば雇ってもらえるのかと聞かれたりすることも増えました。

しかし地域活動支援センター連ではピア活動をしている所長が、ピアスタッフに常々「ピアの資格よりも精神保健福祉士を取得しなさい」と言っています。ピアとして当事者の目線をもつことは非常に重要です。しかしスタッフとして精神疾患のある人を助けたいのなら、専門知識は絶対になくてはなりません。そこはピアという立場から一歩踏み出して、福祉のプロとしての知識をもってほしいと私たちは願っています。そうなってこそ当事者がもっと社会の役に立ち、当事者ならではの発信が活かされていくと考えているからです。

医療と福祉が密に連携しながら利用者を支える

ピアサポートグループが中心となって関わることで、地域に溶け込めるようになった利用者がいました。両親は離婚していて、彼女は持病のある母親と2人暮らし、20代にもかかわらず小学校時代からずっと引きこもっている人でした。彼女は長らく引きこもって生活していたので、支援センターなどで行う活動に参加することはできませんでした。しかし私たちの事業所は訪問看護ステーションも併設しており、訪問看護であれば本人は自宅から出てくることなくこちらから出向いて行けます。そこで最初は、訪問看護の利用からスタートすることになったのです。

なお、医療と福祉が密に連携しながら地域の利用者を支えられるのは、私たちの最大の強みであり特徴でもあります。医療だけ、あるいは福祉だけの場合、どうしてもうまく支援の手が届かないケースがあります。しかし私たちは医療と福祉が密に連携しているため、通常ならば支援が届きにくい人にも手を差し伸べやすいのが強みとなっています。地域活

動支援センター連の場合、建物の1階に連があり2階に訪問看護ステーション卵《らん》がありま
す。そのため何か困ったことがあっても、すぐに相談し合える体制ができているのです。

この20代の女性のケースでも、すぐに地域活動支援センターの活動へ参加することは難しそうだったので、まずは訪問看護が入ることになりました。そしてそこから少しずつ、地域活動支援センターの活動にも参加するようになっていきました。もちろん何年も家にこもっていた人が、すぐに外に出られるようになったわけではありません。最初は数カ月に1回程度、恐る恐る集まりに参加するような状態が2年ほど続きました。

また、私たちが取り組んでいるプログラムの一つで長期にわたって自宅から出ることができない人を対象とした「ファーストペンギン」というものがあります。これは本当に家から出ることができない人が、最初の一歩を踏み出すためのプログラムです。まだほとんど福祉サービスなどを利用していない人に向けて、サービスの種類や困ったときの相談窓口、ストレスの解消方法などを教えます。

そのプログラムに彼女を誘ったところ、最初は途切れがちでしたが次第に休まずにプログラムに参加してくれるようになったのです。しかも参加するだけではなく、そこへ来て

積極的に発言をすることまでできるようになったのでした。

引きこもりだった女性が家族会で発表できるように

ずっと引きこもりだった彼女がプログラムに参加して発言までするようになったことは、非常に驚くべきことでした。そこで私たちはさらに一歩踏み込んで、2020年頃にピアサポートグループにも誘ってみました。するとそこではもはや引きこもっていたときの彼女は同一人物だと思えないほど、活発に発言する姿を見ることができたのです。

人前で発言することができるようになった彼女に、あるとき思い切って、家族会で自分自身のリカバリーストーリーを話してみないかと提案しました。幼い頃からの引きこもりを克服して人前で話すことができるようになった様子は、すばらしいリカバリーストーリーとして多くの人に紹介したいと思ったからです。また、多くの人の前で話すことができれば、彼女にとってもさらに大きな自信につながるだろうとも思いました。

結果としてこの試みは大成功でした。最初は不安そうでしたが、職員も一緒になって文章を考えたり発表する練習をしたりして、無事に家族会での発表は終了しました。そして話を聞いた患者の家族たちからは共感と賞賛の言葉をたくさん受け取ることができたのです。

今では彼女は家族会や医療従事者向け、看護学生向けなどいろいろな機会を得ては、自分の体験談を惜しみなく話し、多くの人の役に立っています。同時にピアサポートグループの活動も、まったく休まずに参加するようにもなりました。さらに次のステップとして、自宅から離れてショートステイの利用にも挑戦するようになりました。彼女の母親は病気があり、いつまでも彼女の面倒をみることができるわけではありません。そのため自宅を出て自立するための第一歩としてショートステイなどで準備をしているところです。

この彼女のケースでは、私たちが医療と福祉で連携していることや、ピアサポートグループという特徴ある活動をしていることの双方によって引きこもりを脱して地域へつなげることができたケースです。これは医療・福祉の連携にしてもピアサポートグループにしてもどちらか一方が欠けていても、成し遂げることはできなかったのではないかと考えています。

「お腹空いた」と言って生肉を持ってきた子どもたち

もう一つ私たちが力を入れている活動にＰＣＧ事業があります。これは私たちの造語でParent Child Groupの頭文字を取ったものです。私たちが地域で精神疾患のある患者の訪問を始めて気づいたことは、地域のなかで支援の手が届いていない母親と子どもが想像以上にたくさんいるということでした。

精神科の訪問看護を始めて、開設前の予想どおり患者の多くは統合失調症患者が占めていました。その一方で、地域に出ると精神科医療や精神疾患患者の生活支援事業所などでは出会うことがなかった人たちに多く出会うようになったのです。それは精神疾患のある親とその子どもたちでした。

例えばあるとき、患者宅を訪問するとそこにまだ2歳くらいの子どもと保育園の年中くらいの子どもが出てきました。そしてその子どもたちは空腹を訴えながら、生肉を手に持って私のところへやって来たのです。

私は驚いて「生肉を食べるとお腹を壊すよ」と言ってその肉を取り上げると、子どもたちにご飯を食べていないのかと尋ねました。すると子どもたちは、ご飯はあると言って、炊飯器に直接手を入れて手でご飯をすくっては、そのまま口に運んでいたのです。その家では母親は重度のうつ病のためほとんど寝たきりで、おそらくなんとか力を振り絞ってご飯を炊くところまではできたものの、それを茶碗によそったりおかずを作ったりというところまではできなかったのだと思います。そのためこの家では子どもたちはいつでも炊飯器から直接、手でご飯を食べているような状況でした。

これは私にとって非常に衝撃的な体験でした。しかも精神科の訪問看護を続けていくなかで、このような親子に何組も出会うようになったのです。精神疾患のある母親に対しては保健師がついてサポートする仕組みがあるものの、そうしたサポートを受けていない患者も少なくありません。また子どもに関する関係機関が複数にまたがって複雑ですし、精神保健と母子保健でうまく連携が取れていないこともあり、支援は一筋縄ではいきません。さらには精神疾患がありながら子育てをする場合、周囲の無理解から虐待と誤解されてしまうなどいくつもの問題が複雑に絡み合っています。

疾患のある母親と子どもをサポートするためにＰＣＧ事業をスタート

そこで私たちは精神疾患のある母親とその子どもをサポートするために、訪問看護の個別の枠組みではなくグループで対応するための活動を始めました。このグループ活動には、病気で食事が作れなかったり子どもの面倒がみられなかったりする母親が多く参加しました。当時、母親たちは行政に対して信頼関係を築くというよりは距離を取っている人が多かったように感じています。おそらく行政側も精神疾患のある人に対してどのように対応していいのか分からずに、単に子育てができない母親というような否定的な見方が多かったからではないかと思います。

そこに訪問看護が入ることで、何よりもまず関係者のなかで病気に対する理解を深めることができます。その結果、看護師が母親と信頼関係を築けるようになって、困りごとや悩みを聞き出せるようになっていったのです。グループワークをするときは、母親と子どもを別のグループに分けて行いました。子どもたちは遊びを中心に活動し、その間に母親たちが悩みを相談したり自由におしゃべりしたりできるように配慮して活動しています。その場には訪問看護師も同席し、最初は軽い自己紹介などからスタートして少しずつ子育ての話などに進んでいきました。

最初の頃はあまり発言する人はいませんでしたが、なじんでくると多くの母親が共通の悩みを抱えていることが浮き彫りになりました。皆子育てで悩んでいたり、病気のせいで周囲から認めてもらえなかったりさまざまな悩みを抱えながらも、孤独で相談相手もほとんどいない人ばかりだったのです。

こうした活動から生まれたグループに「おにぎりグループ」というものがあります。これは主に子どもを中心に活動するグループで、ご飯を炊いておにぎりを作ることからこの名前になりました。どうしておにぎりを作ったかというと、朝食を食べていない子どもが多かったことや、仲良くなるには同じ釜の飯を食うのがいちばんだと思ったからです。ここには訪問看護師だけではなく、大学生のボランティアなども参加してくれました。子どもを送迎したり軽食を作ったり、大変な活動でしたが子どもと信頼関係を築くには効果的でしたし、子どもを通して母親もどんどん元気になっていく手応えを感じることができました。

こうした取り組みを初めて行ったときのことは今でもよく覚えています。そこに参加した母親たちが皆、涙を流しながら「こんな場所が欲しかった」と言ったのです。あまりに皆がボロボロ涙を流すので、私たちももらい泣きしてグループワークが終わる頃にはティッシュペーパーの箱が空になるほど泣きました。八王子にしても立川にしても、病気のある母親たちが皆孤独で悩んでいる状況は同じだったのだと思います。

PCG事業を卒業して通所施設に通う人や働けるようになった人も

母親たちは家族的な背景などはさまざまでしたが、統合失調症やうつ病などだけではなくなんらかの依存症を患っている人もいました。あるいは子どもが施設に入っていたり、過去に施設に子どもを預けていたりという経験がある人も少なくありませんでした。子どもが施設に入る際には、児童相談所や子ども家庭支援センターなどが絡んできます。児童相談所などは理由があって子どもを親から離して施設に入所させますが、母親からすると「子

ども を取られた」ととらえてしまうことが大半です。そのためどうしても支援が必要な母親と行政との間には深い溝が生まれてしまっているケースが見られました。

また、精神疾患のある人のなかには生活保護を受けながら治療をしている人もいます。生活保護を受けている人の場合も、どうしてもさまざまな面で行政から管理されるシーンが多いため、やはり行政の職員などに対して距離をおきたいと考える人が見られました。このように行政に対して拒否感が強いケースでは、訪問看護師が医療の側面からアプローチすることで支援の手が届きやすくなることもあったのです。

ＰＣＧ事業の取り組みを通して、母親たちが自分の気持ちを吐き出す場所を見つけたり、似たような悩みをもつ仲間を見つけたりすることで、どんどん元気を取り戻すようになりました。ほとんど引きこもりのような生活をしていた人がＰＣＧ事業のグループを卒業してから通所施設に通えるようになったり、働けるようになったり、あるいは卒業したメンバー同士で連絡を取り合って励まし合ったりすることができるようになったのです。

母親の精神疾患は子どもに大きな影響を及ぼす

このように母親に対しては一定の成果を見ることができたものの、子どもに対する支援の手はまだまだ足りていないことを日々痛感しています。例えば母親に病気があって十分な養育ができない場合、一定の割合で子どもにもなんらかの診断名がつくような状態になることが珍しくありません。あるいは母親自身は一生懸命育てようとしていても、どうしてもうまく子どもの世話ができず、虐待につながってしまうこともあるのです。

精神疾患のある母親は病気のせいで「死にたい」と口癖のように言ってしまうことがあり、子どもは幼い頃から母親がそのように言っているのを耳にします。すると子どもは、母親が死にたいと感じるのは自分のせいだと思い悩むようになってしまうのです。それは子ども自身の精神にも悪い影響を及ぼします。あるいは学校に行く年齢になったとしても、目を離すとその間に母親が危険なことをするかもしれないと心配して、母親を守るために不登校になってしまうことだってあるのです。

このように乳幼児から就学児、そして10代の青少年へと育っていく過程で、切れ目なく子どもを支援する仕組みはまだまだ本当に不十分です。早期に取り組めば解決に導けることがあるにもかかわらず、現状では親子両方をしっかりサポートする体制が取れているとはいえません。

なんらかの事業所が親子のサポートをしようとしても、予算も人手も足りないという現状があります。私たちは古くは2008年頃からこうした活動に取り組んできましたが、約15年間活動してきて補助金のようなものを受けたのはたった2回のみです。あとはずっと活動費は持ち出しとなっています。行政へ陳情しても、児童福祉はどこの部署、障害福祉はどこの部署といった具合に、縦割り行政のためにたらい回しにされることも少なくありません。

必要なのは「家族丸ごと支援する」発想

しかし少しだけ明るい光が見えたとすれば、最近になってヤングケアラーに世間も行政も高い関心をもち始めていることが挙げられます。ヤングケアラーとは本来大人がするべき家族の世話などを子どもが担っている状況を指し、主に介護の分野で注目されている言葉です。厳密には私たちのＰＣＧ事業とは意味合いが異なりますが、子どもたちに支援の手が届くのであれば細かい言葉の違いなどどうでもいいのです。きっかけはどのようなことでも構わないので、とにかく早急に子どものサポート体制を構築しなければならないと考えています。

私たちは医師の指示書を基に患者をケアするために訪問看護に行きますが、対象となる患者の家に行けばそこには子どもや祖父母など同居する家族がいて、世帯があるのです。そしてその家庭のなかで病気を原因として虐待の連鎖が始まることもあります。行政の担当は縦割りですが、家族を縦割りで見ることなどできません。そこにはやはり「家族丸ごと支援する」視点が必要なのだと私たちは考えています。

高度急性期を経て精神科の魅力に気づいた仲間たち

このほかにも私たちのグループには、急性期の看護を経験したうえで地域や精神科医療の領域に興味をもって活動に参加してくれるようになった仲間たちがたくさんいます。例えば訪問看護ステーション珊の佐野所長などはまさしくそうしたパターンです。

佐野はもともと急性期病院で救急外来に携わっていました。多くの看護師がそう考えるように、佐野もまた急性期医療でこそ看護師は能力を発揮できると考えていて、精神科に対しては、そこに看護はあるのか、というようなやや否定的な見方をしていたそうです。しかし出産をきっかけに夜勤も多い急性期病院の勤務が難しくなり、たまたま知人に誘われて福祉の分野に入ることになりました。佐野が最初に勤めたのは精神科のグループホームです。これが彼女には自分で思っていたよりも適性に合っていたようで、彼女は精神科グループホームの職員が天職だと思えるほど仕事に喜びを感じるようになりました。

例えば佐野の言葉を借りれば、それまで患者というのは一方的にこちらが助ける存在だったものが、グループホームの利用者はお互いに助け合うことができる関係だったということです。利用者は彼女に子どもがいることを知っているので気にかけてくれることもありましたし、利用者同士のもめ事で困っているとほかの利用者が仲裁に入ってくれたりすることもありました。こうした経験を通して利用者のことを地域で一緒に暮らす仲間のように感じ、彼女は精神疾患患者の福祉に関係する仕事を自分の天職と思うようになっていったのです。

グループホームで5年ほど世話人をしていくと、やがて地域にはグループホームに暮らす人よりもグループホームを卒業した人たちのほうが多くなっていきました。そこで卒業生をケアするために訪問看護ステーションの立ち上げを模索していたときに私と知り合って、一緒に働くようになりました。

法人の理念は迷ったときの道しるべになる

私たちは「その人らしい豊かで多様な生活を応援します」という考えを理念に掲げて活動をしていますが、この理念は現場の看護師たちの行動指針になっています。佐野もいつもスタッフたちに、迷ったらステーションの理念を思い出すよう伝えてくれています。理念は、自分がどこへ向かえばいいのか分からないときの道しるべになります。

訪問を続けていると、時には利用者本人とその家族、医療従事者、支援者などそれぞれの意見が食い違うこともあります。そのようなときに看護師としてどうすべきか迷ったら、いつでも私たちは理念に立ち返って行動を考えています。

例えばある利用者が、結婚をしたいと言ったとします。その場合、たとえ家族や医師が難しいと考えて止めようとしても、本人が結婚し家庭を築くことを望むのであれば、私たちはむやみには反対しません。結婚したいという希望の奥にどのような願いが潜んでいるのかを考えて、その願いを叶えるための行動を考えるのです。なぜなら危険だから負担が大きいからといって本人の希望を禁止するのは、その人らしい多様な生活を応援することにはつながらないからです。

もちろん検討しても医療的な問題などからどうしても無理なこともありますし、不可能ではないにしても困難な願いもたくさんあると思います。しかしそれでも私たちは「その人らしい豊かで多様な生活を応援します」という理念に沿って、今、目の前の患者・利用者に何ができるかを考え続けていきたいと願っています。

第5章

根強く残る精神科病院の問題
訪問看護で患者の明るい未来をつくる

株式会社化から11年が過ぎ、次なるステージに進む時

東京の多摩地域を中心に40年近くにわたって精神疾患のある人たちと関わってきて、今私が感じるのは、地域にいる重症の患者が減ってきたということです。かつては病気のせいで近隣住民と深刻なトラブルを起こしたり、大量の薬を飲まなければ病気を抑えられなかったり、激しい妄想や幻聴で暴れてしまうような患者が少なくありませんでした。

しかし今ではそのような本当に対応が難しい患者は少なくなり、病気があっても深刻なトラブルを起こすことなく地域で暮らしている人が増えてきました。このように精神疾患のある人たちの様子が変わってきたのは、それだけ地域での受け入れ体制ができてきた結果と見ることもできるのだと思います。40年近く地域で活動してきて、精神疾患のある人の地域移行はうまくいっている部分、課題が残っている部分の両面があるのだと感じています。

一方で私自身のことを振り返ると、訪問看護ステーションを立ち上げてからこの十数年

間、非常に恵まれた環境のなかで仕事をしてきたことを実感します。私がステーションを立ち上げたときは精神科に対応した独立型の訪問看護ステーションというものが全国でまだ珍しく、関係各所から注目してもらうことができました。また、私自身が病院と連携していくことを大切にしてきたこともあり、精神科病院の看護部長などからも非常に好意的に迎えてもらったと今では思っています。

また、ちょうどＮＰＯ法人として円グループを立ち上げた２００５年に障害者の地域移行や自立を支援するための障害者自立支援法が成立したことも、私たちの目指すところと時代がちょうどマッチしたのだと思います。法律の成立以降は国全体の方針として、長期入院患者をどんどん地域へつなげていこうという方針が打ち出されました。このような法律があってもなくても、患者を地域で受け入れていこうという私たちの考えや取り組みに変わりはありません。それでも時代が大きく変わってくるのを肌で感じながら、ただひたすらに目の前の患者・利用者をなんとかしたいという思いをもち続けてきたのです。

私は看護師であり訪問看護ステーションの代表でもありながら、福祉畑を長く経験してきたという少し変わった経歴の持ち主です。そのため地域のなかで特に医療と福祉がつながっていないこと、そして精神科病院と地域がつながっていないことがずっと課題だと感じていました。そのため地域と精神科病院、そして医療と福祉をつなげるために訪問看護ステーション円を立ち上げて、なんとか一定の役割を果たすことができたと感じています。

過当競争のなかであるべき訪問看護ステーションの姿とは

課題の一つは精神科に対応する訪問看護ステーションの過当競争と、そのなかであるべき訪問看護ステーションの姿とは何かという問題です。かつて私たちが精神科に対応する訪問看護ステーションを始めたとき、そのようなステーションはまだ極めて珍しく、やるべき課題も対応すべき患者もたくさんいました。そこにはある意味で採算を度外視しても、自分たちのなすべきことをなさなくてはならないという使命感のようなものがあったのです。

そうしたなかで、かつては極めて珍しかった精神科に対応する訪問看護ステーションの数も、今では当時には考えられないくらいに増えてきました。私たちが活動するのは東京の多摩地域ですが、23区内などではすでにかなりの飽和状態になっているとも聞いています。こうしたなかで、次世代に向けて選ばれる訪問看護ステーションであり続けるためにはどうすべきか、私たちはいま一度初心に返って考えなければならないとも思うのです。

それでは具体的に何をするか。その答えの一つは私たちがこれまでやってきた医療と福祉のプラスアルファの部分である、ピアサポートグループ・ＡＣＴ・オープンダイニングなどでもあると思います。おーぷんだいにんぐｅｎは２０１８年9月に国立市にオープンした飲食店で、ランチの提供や、夜はアルコールの提供も行っていました。この事業は社会貢献の一環として、そして医療と福祉を行っている私たちと地域をつなぐために始めました。また将来的にはこの店が就労や雇用につながる場所にもなるようにという、大きな期待もありました。新型コロナウイルス感染症の流行とともに事業は縮小に至っていますが、最近は新たなスタートを切り、店内での飲食物の提供・弁当販売をはじめ、高齢者の集まりや家族会の場としても活用しています。

ＰＣＧ事業などは診療報酬とも関係がありませんし、障害福祉サービス費からの収益がないため、直接的にグループへ利益をもたらす活動ではありません。しかし活動自体は極めて重要なものであり、私たちはこの活動を途絶えさせてはならないと感じています。

ＰＣＧ活動などが重要である理由は、これがまさしく当事者を主体とした活動であるためです。医療や福祉に関するさまざまな制度が整うなかで、当事者が置き去りになるようなことがあってはなりません。その点、ＰＣＧ事業は当事者が主体となっているため、極めて重要性が高いと私たちは考えています。

当事者主体であることと同時に、ＰＣＧ事業は「家族支援」である点にも価値がありま す。さまざまな患者宅・利用者宅を訪問するなかで、私たちは常々「世帯を丸ごと支援することの重要性」を訴えてきました。利用者宅を訪問すると、訪問対象は母親だったとしてもその子どもにもサポートが必要だったり、患者の親にもサポートが必要だったりすることが少なくありません。家庭のなかで誰か一人が病気を患っていると、家族全体に影響が及んでしまうことがあるからです。

その一方で、病気の人や障害のある人を支えるための行政の仕組みは縦割りで、患者は患者、子どもは子ども、高齢者は高齢者とそれぞれ担当が異なります。このような家族を丸ごと支えるのは、利用者の自宅まで行って深く信頼関係を築く訪問看護師しかいないともいえます。私はもう年齢的にも現場へ出ることは少なくなりましたが、それでも設立当初から大切にしてきた「家族支援」「世帯丸ごと支援」の考え方は、今後も大切にしていきたいと考えています。

活動記録を研究成果としてまとめることも重要に

活動として今後も家族支援などを重要にしていくことと合わせて、私たちがこれまで行ってきたことを学術的に記録に残したり、一つの研究としてまとめたりすることも考える必要があると思っています。これまで単発的にあちこちの講演会や看護師向けの勉強会などで、ＰＣＧ事業を含めた私たちの活動内容を話す機会はありました。しかしＰＣＧ事業はスタートして14年もの年月が経過していて、その間、数え切れないほど多くの親子に関わってきました。そうした一つひとつの事例は極めて貴重なものであり、このような記録はほかに類を見ないものだと自負しています。

実際にこれまで、私たちの活動を研究報告としてまとめてはどうかといったことを提案されることもありました。精神科の医師などからも、これまで私たちが関わって記録してきた患者の症例はとても貴重なものであると言われてきたのです。しかし研究にまとめるためには、通常の業務以外に大きな労力が必要です。私たちは目の前の利用者と関わることで手一杯、とてもではありませんが研究をするような余裕はありませんでした。

もちろん今でも決してマンパワーなどに余裕があるわけではありませんが、それでも私たちの活動の軌跡を一つの研究としてまとめておくことはなんとしてもやっておかねばならない仕事だと感じます。一組一組の親子や家族の記録は、今後、新しく出会う親子と関わるうえでも役立つはずだと考えるからです。また、昨今ヤングケアラーなどで子どもへの支援に注目が集まるなかで、これから家族支援に関わる人たちにとっても私たちの活動記録はきっと有益になると思います。

もともと私たちがPCG事業を中心とした家族支援を行い始めたのは、当事者たちがあまりに悲惨な状況にあったので、それをなんとかしなければならないという強い使命感からでした。とにかく目の前の利用者や家族をなんとかしたいという気持ちが第一だったので、行ってきた数々の支援は、必ずしも系統だった、論理化されたものとはいえませんでした。

しかし活動を次の世代に引き継いでいくことを考えると、ある程度は理論化・言語化しておくことが重要とも考えています。私たちが、なんとかしなければならないという思いから取り組んだことを理論化しておくことで、次の世代もなぜ家族支援が必要なのか、どうすれば家族丸ごと支えることができるのかをしっかり理解してくれるものと期待しています。私たちのような民間企業にとって研究というのは非常に労力のかかる作業ではありますが、今後は研究者などの協力を得てぜひとも一つの研究としてまとめておきたいと思います。

対話を通じて治療につなげるオープンダイアローグ

また医療と福祉にプラスアルファを取り入れていく視点は、今後ももち続けていきたいとも考えています。例えば今は、フィンランド発祥のオープンダイアローグ（Open Dialogue）という考え方にも注目しています。オープンダイアローグとは「開かれた対話」を意味します。診察室という閉じられた空間の中で医師と患者だけが会話をするのではなく、患者と家族、医師、看護師、臨床心理士などがチームで繰り返し対話を重ねていくなかで、症状改善への糸口を見つけていこうという試みです。

これは新たな精神的ケア方法として近年注目が集まっているものですが、患者との対話を通してケアしていく手法はPCG事業とも通じる部分があると考えています。コロナ禍で結局実現できていませんが、私たちはより深くオープンダイアローグについて学ぶために、フィンランドにスタッフを派遣する計画を立てていたこともありました。

フィンランドと日本では精神科医療のあり方が異なる面もありますが、従来型の入院や薬物療法による治療だけではなく対話を通して患者をケアしていく手法は、非常に希望のもてる方法だと考えています。

身体も精神も看られる訪問看護ステーションとして

もう一つ、長く活動を続けてきて気になっていることがあります。それは精神疾患を得意とする訪問看護ステーションにおける身体ケアについてです。これは私たちのなかではあまりに当たり前過ぎて、これまであえて外向きにアピールすることはなかったのですが、私たちは精神科を得意とする訪問看護ステーションですが看護師である以上、当然のことながら患者の身体的なケアもしっかり行います。例えば精神疾患のある人に血流が滞って皮膚がただれる褥瘡ができれば、当然のことながら精神疾患のケアと同時に褥瘡のケアも行います。

もともとは訪問看護といえばこのような身体面のケアをする看護が中心で、私たちがステーションを開いた当時は精神疾患へ対応する訪問看護がほとんどなかったので、あえて「精神疾患に対応する」ということを打ち出しましたが、それは身体ケアをしないということではありません。看護師である以上は身体ケアをすることが当然過ぎたので、あえてアピールしなかっただけのことなのです。当時は精神疾患がある患者が訪問看護ステーションに訪問を断られるということが頻発していたので、私たちは精神疾患があっても断りませんというメッセージを明確にするために、精神疾患に対応するということを打ち出してきたという経緯があります。

もちろんがんの末期など専門性の高い看護の場合は、すべてを私たちだけでカバーすることができない場合もあります。しかしそうしたケースでは終末期やがんの対応を得意とする訪問看護ステーションなどと連携することで、担当する利用者のことを最後まで看られる体制を整えてきました。

これに対して今は精神疾患に対応する訪問看護ステーションが増えてきたこと自体は喜ばしいのですが、一部に身体は看ないステーションもあると聞き及んでいます。もちろんすべての訪問看護ステーションではありませんが、なかには患者ががんになって末期になるとほかのステーションへ移してしまったり、あるいは褥瘡などの身体ケアが必要な利用者は別のステーションに紹介したりするような対応を取っているところもあるようです。

高齢化によって生活習慣病と精神疾患の両方を患う人も増加

これは各ステーションの方針ですから私たちが意見する立場にはありませんが、私たちは精神疾患を得意としつつも身体もケアしますし、この方針は当然のことながら今後も続けていくつもりです。高齢化に伴って、精神疾患のある人たちも高齢者が増えてきました。

そうなるとどうしても合併症や身体の問題を抱える患者・利用者が増えてきます。

例えば私たちの利用者にも、糖尿病や高血圧などの生活習慣病を抱えながら精神疾患の治療をしているという人がたくさんいるのです。病院に長期間入院していて、高齢になってから退院してきた人にも生活習慣病などを患っている人がたくさんいます。身体を看ないとなれば、この人たちの受け皿がなくなってしまう恐れがあります。

特に精神疾患のある患者は、信頼関係を築くことができた相手以外は受け入れにくいという傾向もあります。例えば私たちがずっと訪問している人で、うつ病とパーソナリティ障害を患う利用者がいました。私たちが訪問を続けた間に、その人はがんを発症してかなり末期になるまで在宅で過ごしました。がんの末期になると麻薬の量のコントロールなど専門性の高いケアが必要になるのですが、その人はどうしても訪問看護は私たちが良いと言って、ほかのステーションの訪問を受け入れませんでした。そのため私たちもほかのステーションと連携しながらも、最後までその人のところに訪問を続けたのです。

最終的にはどうしても自宅ではコントロールできなくなって大学病院へ入院しましたが、入院後もその利用者は私たちしか受け入れることができなかったので、たびたび入院先の医師や看護師から連絡が来ては対応していました。このように精神疾患のある患者は多くの人と信頼関係を築くことが難しいことがあり、その場合はどうしても慣れ親しんだ訪問看護師が最後まで責任をもって関わることが求められます。利用者本人が望めばどのような状態であっても最後まで看るのが訪問看護であり、身体状況が悪くなったからほかを紹介するということは基本的にはあってはならないと私は考えています。

身体疾患のある精神疾患患者の入院に関して、2023年2月、ある精神科病院の看護師が患者への暴行容疑で逮捕されるという事件が起こりました。その病院は身体疾患のある患者や身寄りのない患者、生活保護受給者など、社会に行き場のない患者を多く受け入れている病院です。スタッフの大半が非常勤で、多くの患者を少数のスタッフでケアしていました。この事件の背景には病院そのものの体制やスタッフの意識といった問題だけでなく、身体疾患のある人や単身者などを受け入れられる病院の少なさ、人員の配置基準など暴力や虐待が起こりやすい環境をつくってしまう制度の問題もあると思います。今後はこのような事件を起こさないために、各病院が体制を見直したりスタッフ一人ひとりの意識を変えたりすることはもちろん、抜本的な制度の改革も必要だと思います。制度を変えることは容易ではありませんが、現場に身をおく一人ひとりが地道な努力を重ねれば、より良い未来へ近づいていくと信じています。

当初の理念どおり24時間３６５日対応も継続

24時間３６５日対応しない訪問看護ステーションもありますが、私たちは当初の理念どおり24時間３６５日いつでも対応したいと思っています。これは看護師の働き方で考えれば日中のみの対応としたい気持ちは分かりますが、やはり利用者のことを考えれば24時間３６５日いつでも看護師とつながれる安心感というのは代え難いと思うからです。

このように身体を看られることや24時間３６５日対応することなどは、私にとっては当たり前のことなのでこれまであえて自分たちの強みや特徴のなかに数えることはしませんでした。私たちは精神疾患のある患者が身体的な病気を抱えたり、高齢になって身体に障害が生じたりしたとしても、切れ目なく継続して支援することを大切にしています。選ばれる訪問看護ステーションとして今後も活動を続けるうえで、私たちが身体を看たり24時間365日対応したりするということは、今後はしっかり地域へ伝えていきたいとも思っています。

経営面からいえば、訪問看護ステーションを巡ってM&Aが活発になるなど変化の時を迎えているとも感じています。大きな方向性として大規模集約化の流れにあり、小規模事業所を買収するなどの流れは加速しているようです。私たちの事業所でも所長たちにヘッドハンティングが来るなど、M&Aが活発になっているのを肌で感じているところです。

こうしたなかで、一部では精神科の訪問看護は利益を出しやすいというとらえ方がされていることもあるようですが、私は必ずしもそうではないと考えています。もしも24時間365日対応しなかったり、身体ケアをしなかったりといった手法で利益を生んでいるのだとしたら、それは本来の訪問看護ステーションのあり方とは違うと思うからです。訪問看護ステーションを巡る大きな時代の動きはしっかりとらえつつも、私たちは収益を生む仕事とPCG事業のような直接利益に直結しない仕事のどちらも大切にしながら、今後も私たちにしかできないことに取り組んでいきたいとも思っています。

精神科にも地域包括ケアシステムができた

精神科病院と地域をつなぎたいと願って私たちが訪問看護ステーションを立ち上げてから17年、株式会社化してからは約10年が経ちました。

日本全体も、厚生労働省が「精神保健医療福祉の改革ビジョン」を策定して入院医療中心から地域生活中心へという明確な理念を打ち出すなど、大きな方向転換をしてきたのだと思います。また、2017年には「これからの精神保健医療福祉のあり方に関する検討会報告書」において、精神障害にも対応した地域包括ケアシステムの構築を目指す方針が打ち出されました。地域包括ケアシステムとは、住み慣れた地域で最後まで暮らすことをサポートするためのシステムです。住み慣れた地域で暮らすために、多職種によるサポートや相互の支え合いなどをすることがシステムの狙いです。

このように国の大きな政策が変わったことや、現場レベルでも精神疾患のある患者の受け入れ体制が少しずつ整ってきたことを受けて、かつてよりも地域で精神疾患のある人たちが暮らせるようになってきていると実感しています。しかしその一方でまだまだすべての課題が解決したわけではありませんし、地域で暮らしたいすべての人がその人らしく暮らせているかといえばそうではありません。

精神科病院の入院日数はかつてよりも短くなっているものの、短期間で入退院を繰り返している人も少なくありません。その場合は、確かに数字上で入院日数は短くなっていたとしても、結局地域で自立してその人らしく過ごせているとはいえないと私は考えています。

かつて私は精神科病院において開放病棟を増やそうと活動をしてきました。それについてはどうかというと、残念ながらいまだに半数以上が閉鎖病棟で開放病棟のほうが少ないのが現状です。日本の精神科病棟は良い方向に変わっている部分もあれば、残念ながらなかなか変わらない部分もあるのかもしれません。

増え続ける精神疾患の患者数

精神疾患による入院患者数はここ十数年でやや減少傾向にありますが、精神疾患のある患者の全体数は右肩上がりに増えています。厚生労働省によれば２００２年には約２５８万人だった患者数は、２０１７年には約４１９万人にまで増加しました。病気別では２００２年から２０１７年までの15年間、高齢化に伴ってアルツハイマー型認知症が約７・３倍、躁うつ病などの気分障害が約１・８倍、神経症性障害、ストレス関連障害や身体的な原因がないのに身体的な症状を訴える身体表現性障害が約１・７倍と大きく増加しています（「地域で安心して暮らせる精神保健医療福祉体制の実現に向けた検討会」参考資料）。

患者数が増え続けるなかで、私たちはこれまで以上に関係機関と密に連携を取りながら地域で患者を支える覚悟をしなければなりません。関係機関は救急医療や専門医療、在宅医療、リハビリテーション、介護福祉サービスなど多岐にわたります。このような地域資源を最大限に活用して、患者や利用者が安心して地域で暮らしていける体制を整えていくことが私たち訪問看護師の使命だと考えています。

入院患者はやや減少したとはいえ、その減少スピードは緩やかです。２００２年には約

34万人だったものが2017年には約30万人にまで減りましたが、これはもともとの目標値よりもかなり低い数字といわざるを得ません。障害者自立支援法が成立した当時、精神科病院からは7万2000人の退院促進が地域移行政策の目標として掲げられました。しかし今のところ、とても7万2000人にまでは届きそうにないのが現状です。

本来であれば誰もが地域でその人らしく暮らせるのが当然であり、病気や障害があるからといって一生のほとんどを施設や病院で過ごすことは普通のことではありません。誰もが自分の望む場所で望むような暮らしをできる社会の実現を目指して、私たちはまだまだやるべき課題を抱えているとも思っています。

精神科病院に出向こう

このように課題は残っているものの、私が次の世代を受け継ぐ人たちに最も伝えたいことは「精神科病院を忘れないでほしい」ということです。精神科病院と地域医療とで立つ位置が違ったとしても、精神科病院の存在を抜きに、地域の精神保健福祉を語ることはできません。どちらも患者や利用者が存在していることに違いはないからです。精神科病院と地域で温度差は感じながらも、双方が関わり続けなければならないと、地域で働く私たちは肝に銘じる必要があります。だからこそ、地域と精神科病院の隔たりはあってはなりません。患者にとって、地域と病院はつながりのあるものです。地域と精神科病院が分断されてしまっては患者のスムーズな地域移行が不可能になってしまい、困るのはほかならぬ患者や利用者だからです。

私が精神科病院を飛び出して地域に出てから、40年近い年月が経とうとしています。それだけ長い年月を地域で過ごした私だからこそ、あえて「精神科病院を忘れないでほしい」と訴え続けたいと思っています。制度の追い風とともに、私は精神科病院と地域が長い時間、あまりにも無関係に存在していることに気づき、なかなか変わらない地域の状況に苛立ちや戸惑いを覚えたものです。また最近、精神保健福祉事業者が地域から精神科病院に出向くことが少なくなってきていると聞きました。精神科病院が変わらない原因は、そういった部分にもあると感じています。

精神科病院が変わるためには、地域の精神保健福祉事業者が精神科病院に対する関心を失わないで、ケースカンファレンスや研修・見学等を通して精神科病院に出向くことが必要です。そこには長期入院者の問題や人権問題が依然として横たわっているからです。精神科病院と地域の風通しが良くなることによって、私たちが目指してきた、その人らしい多様で豊かな生活がすべての利用者にとって現実のものになるのだと私は思います。

おわりに

私が精神科医療の世界に飛び込んでから、半世紀が経とうとしています。この間、閉鎖病棟を開放病棟にしようという開放化運動に取り組んだのを皮切りに、その後は医療と福祉の隔たりに悩み、その2つをつなぐために訪問看護ステーションを開設し、患者が安心して地域生活を送るための社会資源づくりに奔走してきました。

半世紀近くの間、精神科領域の医療・福祉一筋に歩んできたものの、その道程は決して平坦なものではありませんでした。開放化運動に取り組んだかと思えば地域には退院後の患者を支援するための社会資源がないことに気づき、退院後の受け皿づくりに励んで一定の成果が出たかと思えば今度は地域に医療が足りないことに気づいたからです。一つの課題に取り組めば、さらなる課題が見えてくる――半世紀に及ぶ私の活動は、絶えずその繰り返しだったのかもしれません。

当初、3人の看護師が集まってつくった訪問看護ステーション円は、いまやサテライト

励ましに応えようと頑張れたことが懐かしく思い出されます。そして今、私は癒やし（支援する）、癒やされる（支援される）関係を乗り越えて、当事者中心の改革ができることを望んでいます。

振り返ってみると、精神科医療改革を目指す明確な目標をもち、患者・利用者と多くの時間を共有できたことは、私の人生にとってとても意義のあることでした。良い仕事に、そして利用者やスタッフといった良い出会いに恵まれたと感じています。

すべてはその人らしい、豊かで多様な生活を応援するために――私たちの理念をいつまでも受け継いで、一人でも多くの人が病気や障害があってもその人らしく生活できるようになることを願っています。

〈著者紹介〉

寺田 悦子（てらだ えつこ）

1951年埼玉県生まれ。1972年国立埼玉病院附属高等看護学院卒業。

看護師・精神保健福祉士・介護支援専門員
国立病院・民間精神科病院で十数年間看護師として勤務後、1987年に友人たちと「共同作業所棕櫚亭」を開設。

1997年より社会就労センターピアス勤務、その後1999年より地域生活支援センターなびぃ勤務。

2005年にNPO法人多摩在宅支援センター円を立ち上げ、2012年2月には株式会社円グループを設立。

現在、立川市、八王子市、新宿区等で訪問看護ステーションや地域活動支援センター、相談支援事業所、居宅介護支援事業所などを運営している。

本書についての
ご意見・ご感想はコチラ

精神科医療の未来を見据えて

2023年4月19日　第1刷発行

著　者　寺田悦子
発行人　久保田貴幸

発行元　株式会社 幻冬舎メディアコンサルティング
〒151-0051　東京都渋谷区千駄ヶ谷4-9-7
電話　03-5411-6440（編集）

発売元　株式会社 幻冬舎
〒151-0051　東京都渋谷区千駄ヶ谷4-9-7
電話　03-5411-6222（営業）

印刷・製本　中央精版印刷株式会社
装　丁　村上次郎
イラスト　野口理沙子（イスナデザイン）

検印廃止

Printed in Japan
ISBN 978-4-344-94479-4 C0047
幻冬舎メディアコンサルティングＨＰ
https://www.gentosha-mc.com/